Liliane Juchli

Ganzheitliche Pflege

Vision oder Wirklichkeit

RECOM Verlag, Basel/Eberswalde

Illustrationen: Marguerite Dupasquier

CIP-Titelaufnahme der Deutschen Bibliothek

Juchli, Liliane:
Ganzheitliche Pflege : Vision oder Wirklichkeit /
Liliane Juchli. [Ill.: Marguerite Dupasquier]. - Basel ;
Eberswalde : RECOM-Verl., 1993
 ISBN 3-315-00076-X

3. Auflage 1993

Alle Rechte vorbehalten
© 1990 RECOM Verlag, Basel/Baunatal, 1. Auflage
1992 RECOM Verlag, Basel/Baunatal, 2. Auflage
1993 RECOM Verlag, Basel/Eberswalde, 3. Auflage
Ein Unternehmen der Friedrich Reinhardt AG, Basel
Druck: Reinhardt Druck, Basel
ISBN 3-315-00076-X

Inhaltsverzeichnis

Vorwort 9

Einstimmung 13
  Der Buchstabenbaum 13
  Reflexion 15
  Ganzheitlichkeit 17
  – Literatur 19
I. Ganzheitliche Pflege – Utopie oder Wirklichkeit? 23
  – Der Störfall – das Unbehagen an der Realität 30
  – Aufbruchbewegung – Tendenzen der Ganzheit 32
  – Die Konsequenzen – die konkrete Arbeit hin
    zu mehr Ganzheitlichkeit 38
  – «Ich habe einen Traum» 42
  – Literatur 43
II. Die Thesen 49
  These 1
  – Vernetztes Denken 51
  – Vom linearen zum vernetzten Denken 52
  – Was ist systemisches Denken? 55
  – Bezug zur Krankenpflege 57
  – Der Weg vom Denken zum Handeln 59
    Aus- und Weiterbildung 60
    Persönlichkeitsentwicklung 62
  – Literatur 64
  These 2
  – Ganzheitliches Denken und Handeln 65
  – Ganzheit und Gesundheit 67
  – Ganzheit und Krankenpflege 69
    Das Denken in übergreifenden
    Zusammenhängen 69

Die Integration der Vielfalt	71
Die Einheit in der Mannigfaltigkeit	75
– Literatur	78
These 3	
– Sensibilisierung für den Menschen	79
– Dimensionen menschlichen Seins	80
– Ich pflege als der Mensch, der ich bin	83
– Ethik und Ganzheit	86
– Literatur	90
These 4	
– Identität von Mann und Frau	91
– Polarität von «männlich» und «weiblich»	92
– Die Frauenbewegung	95
– Männliche und weibliche Werte in der Krankenpflege	98
– Konkrete Ansätze in der Praxis	100
– Literatur	102
These 5	
– Neues Lehren und Lernen	104
– Entwicklung von Pflegetheorien	106
Bedürfnismodelle	107
Interaktionsmodelle	108
Pflegeergebnismodelle	109
– Neue Wege des Unterrichtens	110
– Veränderungen in der Pflegepraxis	112
Alternative Praktiken	113
Bildung von Basisgruppen	115
Zusammenfassung	117
– Literatur	119
III. Ein Plädoyer für die Hoffnung	123
– Ausschau	126

Vorwort

Dieses Büchlein basiert auf einem Referat, gehalten am Jahreskongress des «Schweizer Berufsverband der Krankenschwestern und Krankenpfleger» in Davos (1988). Damals warfen die Auseinandersetzungen zwischen einem pflegeorientierten (ganzheitlichen) und einem medizinorientierten (funktionalen) Pflegeleitbild hohe Wellen.
Ein Jahr später hielt ich in Berlin anlässlich des 1. Europäischen Symposiums für Krankenpflege das gleiche Referat, aber etwas erweitert. Beide Male bestand von vielen Seiten das Bedürfnis, mehr zu hören über die fünf darin angesprochenen Thesen neuen Denkens und Handelns im Zusammenhang mit ganzheitlicher Pflege.
Lange habe ich gezögert, die Thematik in Buchform aufzuarbeiten. Zu viele Fragen bleiben offen, wie:
- Ist nicht schon genug zu diesem Thema geschrieben worden?
- Sind nicht andere Fragen und Themen wichtiger?
- Kann ich überhaupt noch etwas Neues dazu sagen?
- Wären nicht andere kompetenter?

Dass ich mich nun doch entschlossen habe, hat seinen Grund letztlich in der Hoffnung, dass wir nicht aufhören, über unseren Beruf nachzudenken. Nicht Antworten kann oder will dieses Büchlein geben, auch keine Rezepte, wie man ganzheitliche Pflege gestalten sollte oder gar müsste. Aber vielleicht kann es mithelfen, dass das Gespräch darüber nicht abbricht.
Als Vertreterin jener Generation, die über Jahrzehnte unseren Beruf durch Festhalten an Traditionen sowie durch neue Denkweisen im positiven wie im negativen

geprägt hat, bin ich mir durchaus bewusst, dass eine junge Generation von Schwestern und Pflegern heranwächst, die auf *ihre* Art Krankenpflege sieht, gestaltet und verändert.

Ich blicke auch voller Respekt und Wertschätzung – und mit einem gehörigen Mass an Neugierde – auf die beruflichen und politischen Aktivitäten meiner jüngeren Kolleginnen und Kollegen. Ich freue mich an dem, was wächst und wird; ich freue mich darüber, wie junge Schwestern und Pfleger – oder besser – wie junge Frauen und Männer in enormer Offenheit und mit einem mutigen und selbstsicheren Engagement sich für ihre Sache und damit für die Pflege einsetzen.

Indem ich dies schreibe, spüre ich die Freude und Vehemenz, mit der ich am Steuer des Schiffes «Pflege» gestanden und die Richtung mit beeinflusst habe. Aber ich spüre auch, dass die Zeit reif ist, von diesem Steuer wegzutreten, weil längst jüngere Kolleginnen und Kollegen an der Arbeit sind. Es sind Menschen – Pflegende einer neuen Generation –, die wissen, was sie wollen. Viele von ihnen haben ein Wissen und Rüstzeug, von dem «wir alte Hasen» in unserer Jugend nur träumen konnten. Ob man es nun sehen will oder nicht: Es weht eine neuer Wind. Immer wieder gilt es für Altes zurückzutreten, um Neuem Platz zu machen.

Durch mein Schreiben an diesem Büchlein versuche ich, dem, was sich in den letzten Jahrzehnten in der Pflege verändert hat, nochmals Ausdruck zu geben. Vor allem aber möchte ich die guten Ansätze und die zukunftsträchtigen Denkweisen noch einmal zusammenfassend betrachten. Insofern handelt es sich hier um ein vorläufiges Fazit jener Perspektiven und Konzeptionen, die ich bereits im Buch «Krankenpflege. Praxis und Theorie der Gesundheitsförderung und Pflege Kranker» sowie in

«Heilen durch Wiederentdecken der Ganzheit» entwikkelt und aufgeschrieben habe. Papier verändert bekanntlich die Welt nicht, doch Worte – die bei einer Leserin/ einem Leser ankommen – können Bewusstsein bilden und dadurch zum Handeln anleiten. Darum schreibe ich.
Ich wende mich an die Kolleginnen und Kollegen meiner eigenen Generation wie auch an jene, die unseren Beruf in Theorie (Ausbildung, Weiterbildung, Fortbildung) und Praxis jetzt und auf Zukunft hin gestalten. Ersteren möchte ich sagen: Es war schön, mit Ihnen den Weg der Pflege aus der Tradition in eine noch offene Zukunft zu gehen. Den Jüngeren dieses: Es ist vieles in Bewegung geraten in den letzten Jahren, vieles ist im Umbruch, und Neues zeichnet sich ab. Das ist spannend, interessant, aber auch anspruchsvoll und fordernd.
Eines haben wir alle in einem oftmals schmerzhaften Prozess dazugelernt:

> Pflegen heisst auch – und vor allem –, pfleglich mit sich selbst umzugehen!

Am Schluss dieses Vorwortes möchte ich ein Wort des Dankes sagen: jenen, die mich dazu angeregt haben, dieses Buch zu schreiben, und jenen, die mir dabei mit Rat und Tat zur Seite gestanden sind.

Liliane Juchli

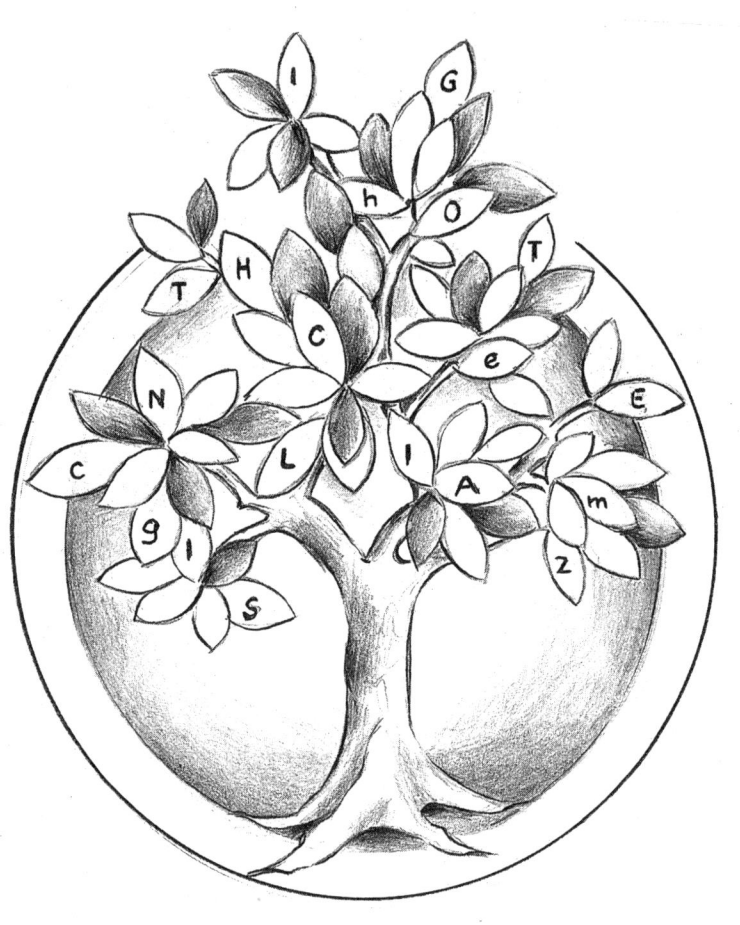

Einstimmung

Der Buchstabenbaum

«Das ist ein Buchstabenbaum», sagte die Ameise. «Und warum heisst er Buchstabenbaum?» fragte ihre Freundin. Da erzählte ihr die Ameise die Geschichte.
Der Baum war noch vor kurzem ganz voll mit Buchstaben. Die lebten glücklich zusammen und hüpften von Blatt zu Blatt bis in die höchsten Zweige. Jeder Buchstabe hatte sein Lieblingsblatt. Auf dem sass er in der Sonne und schaukelte sich im Frühlingswind.
Doch eines Tages geschah etwas. Der sanfte Wind wurde zum Windstoss, und der Windstoss wurde zum brausenden Sturm. Die Buchstaben klammerten sich mit all ihrer Kraft an die Blätter. Aber einige wurden einfach weggeblasen, und die andern bekamen grosse Angst. Als der Sturm vorüber war, krochen sie ängstlich in die untersten Zweige und rückten dicht zusammen. Da kam einer angeflogen, der war rot und schwarz und hatte leuchtende gelbe Flügel, und der sah, wie sich die Buchstaben im Schatten versteckten. «Wir verstecken uns vor dem Wind», sagten sie. «Aber wer bist du denn?» «Ich bin der Wortkäfer», war die Antwort. «Ich kann euch beibringen, wie man Wörter macht. Wenn ihr euch zusammentut – zu dritt, zu viert oder noch mehr –, wird kein Wind stark genug sein, euch wegzublasen.» Ganz geduldig brachte er den Buchstaben bei, wie man sich zusammenschliesst und Wörter bildet. Einige machten kurze und einfache Wörter wie Ei und Hut, andere machten schwierige Wörter: Blatt, Zweig und sogar Erdboden. Ganz glücklich kletterten sie in die höchsten Zweige

zurück. Und als der Wind kam, hielten sie sich fest und hatten keine Angst mehr. Es war so, wie der Wortkäfer es gesagt hatte.

Doch dann, an einem Morgen im Sommer, kletterte eine seltsame Raupe auf den Buchstabenbaum. Sie war sehr gross, sehr wollig und purpurrot.

«Was für ein Durcheinander», sagte die Raupe, als sie die Wörter auf so vielen verschiedenen Blättern sah. «Warum tut ihr euch nicht zusammen und bildet Sätze und seid endlich etwas von Bedeutung?»

Daran hatten die Buchstaben noch nie gedacht. Jetzt konnten sie wie etwas Geschriebenes werden und etwas aussagen.

Und sie sagten etwas über den Wind, die Blätter und den Käfer.

«Das ist gut», sagte die Raupe, «aber noch nicht genug!»
«Aber warum denn?» fragten die Buchstaben überrascht. «Weil ihr etwas Sinnvolles sagen sollt», sagte die Raupe. Die Buchstaben versuchten, an etwas Sinnvolles, an etwas sehr Sinnvolles zu denken. Und schliesslich wussten sie, was sie sagen wollten.

Was konnte sinnvoller sein als der Frieden?

«Auf Erden Friede unter den Menschen», sagten die Buchstaben aufgeregt. «Grossartig», rief die Raupe. «Und jetzt klettert auf meinen Rücken!» Einer nach dem andern kletterte auf den wolligen Rücken der Raupe. «Aber wohin trägst du uns?» fragten die Buchstaben, als die Raupe den Baum herabkroch.

«Überall dahin, wo es Menschen gibt, die euch brauchen!»

Leo Lionni

Reflexion

> Ganzheit ist mehr als die Summe ihrer Teile.

Die Geschichte vom Buchstabenbaum ist ein Märchen für Kinder. Doch auch Erwachsene können von Geschichten, die für Kinder geschrieben wurden, lernen. Viele von ihnen sagen uns etwas über das Leben. Sie weisen hin auf Gesetzmässigkeiten, auch darauf, wo wir etwas falsch machen, nicht verstehen oder verlernt haben. So könnte diese Erzählung uns etwas lehren über den Weg zum ganzheitlicheren Denken und ganzheitlicheren Handeln.

Bezogen auf unsere eigene Geschichte, berichtet uns der Buchstabenbaum von einer Zeit, in der Schwestern (Pfleger gab es da noch nicht resp. nur ganz wenige) wie Buchstaben im grossen «Pflegebaum» zusammenlebten. Jede hatte ihre Lieblingsabteilung und ihre Lieblingsideen und praktizierte ihre eigene, höchst individuelle Pflege. Und sie lebten dabei recht glücklich bis...

Ja, bis der «grosse Windstoss sie durcheinanderwirbelte und ein Sturm über sie hereinbrach», der die alte Idylle zerzauste und schliesslich endgültig zerstörte. Einige wurden dabei weggeblasen, andere bekamen Angst und fragten sich, wie das wohl weitergehen solle mit ihnen und mit der Pflege. In diese Unruhe – in dieses Unbehagen hinein – taucht nun etwas Neues auf.

In der Geschichte ist es «der Wortkäfer». Ich nenne ihn, übersetzt auf unsere Situation, «eine Idee», konkret: die Idee vom «Zusammenhang, der Sinn gibt und Freude». Wir haben die Freiheit, diese Idee als eine Utopie abzulehnen oder zu übersehen; wir können uns ihr aber auch als einer Vision stellen, können sie an-nehmen und uns von ihr in die Schule nehmen lassen. Der Wortkäfer ist ein guter Pädagoge. Er stülpt seine Idee nicht als fertiges Produkt über, sondern geht schrittweise vor – und vor allem: er kann begeistern! Damit ist der Motor (in der Geschichte ist es die Figur der Raupe) in Gang gesetzt. Es beginnt sich etwas zu bewegen; die Idee bekommt Kontur und Leben: Etwas Sinnvolles soll gesagt und in die Zukunft getragen werden! Und, so heisst es in der Geschichte: «Sie versuchten an etwas Sinnvolles, an etwas sehr Sinnvolles zu denken. Und schliesslich wussten sie, was sie sagen wollten.»

So taten es auch die Pflegenden. Sie fingen an, über ganzheitliche Pflege nachzudenken. Die «Auf und Ab», die «Wenn und Aber» sind bekannt. Doch schliesslich wussten auch sie, was sie sagen wollten. Zuerst waren es nur einige wenige, dann viele. Was könnte es Sinnvolleres sein, so sagten sie, als Ganzheitlichkeit! «Ganzheitliche Pflege ist möglich», sagten sie, und «wir wollen ganzheitlich leben und pflegen.»

«Grossartig», rief die Raupe in der Geschichte, «und jetzt klettert alle auf meinen Rücken!»

Grossartig möchte auch ich sagen und alle einladen, gleichsam auf den Rücken dieses Büchleins zu klettern. Von jenem Augenblick an, so die Geschichte, konnte etwas Neues in Bewegung kommen. So geschah es auch in der Geschichte der Pflege, dass die Idee der Ganzheitlichkeit entwickelt werden konnte. Die ganzheitliche Pflege bekam Sinn und Inhalt; sie blieb nicht mehr länger ein Schlagwort, eine leere Worthülse, weil sie von lebendigen Menschen aufgenommen und getragen wurde. Die Geschichte ist gleichsam eine Anfrage an uns. Jeder/jede muss auf die Anfrage, die ihn/sie trifft, eine eigene Antwort finden. Glücklich, wer neben sich andere Menschen findet, und wer, wie die Buchstaben in der Geschichte, erfahren kann, dass Ganzheit bei ihm selbst anfängt und dass er sie mitbewirken kann, ja dass er selber ein Ganzes ist und darin Teil eines grösseren Ganzen. Man muss sich *dafür* entscheiden: Ganzheit muss man selber wollen.

Ganzheitlichkeit

In den verschiedensten Weltanschauungen, Handlungsbereichen und Wissensgebieten ist heute eine gemeinsame Tendenz zu spüren, ganzheitlich zu leben. Die Krankenpflege ist davon ebenso betroffen wie Managementkreise und religiöse Gruppen. Gemeinsam ist allen die Idee, die eigene Lebenswelt, die Gesellschaft und die Menscheit «universell und ganzheitlich» zu sehen. Der Mensch sucht in diesem Zeitalter der immer grösseren Differenzierung, Spezialisierung und Vertechnisierung mehr als in der Vergangenheit die Beziehung und die Zusammengehörigkeit. Das ist nun aber nichts Neues. «Geistesgeschichtlich wird das Problem des ‹Ganzen› seit der griechischen Philosophie beständig verhandelt. So steht der berühmte Parmenides-Satz des ‹Ein und Alles› (Hen kai pan) dem Vielen und den Teilen gegenüber (in: Frauenlexikon).» Doch nicht nur die alte Philosophie spricht vom Ganzen; genaugenommen hat dieser Anspruch «biblische Wurzeln.» So lesen wir im Deuteronomium: «Höre Israel! Jahwe unser Gott ist; Jahwe ist einzig. Darum sollst du den Herrn deinen Gott lieben mit ganzem Herzen, mit ganzer Seele und mit ganzer Kraft.» Was heisst das anderes, als dass der Mensch ganzheitlich leben und lieben und ebenso ganzheitlich zu Gott beten soll mit all seinen körperlichen, geistigen und seelischen Dimensionen und Kräften.

Wir würden heute sagen «mehrdimensional» im Gegensatz zum partiellen, gespaltenen oder einseitigen Denken und Handeln. Längst sind es nicht mehr nur die Philosophie und die Religion – also die Geisteswissenschaften –, die sich mit der Ganzheit befassen. Auch die Natur- und Humanwissenschaften, besonders die Anthropologie, die Psychologie, die Ökologie, die Pädagogik und auch die Gesundheitsberufe, verwenden Begriffe wie «ganzheitlich», «holistisch», wie auch Zielvorstellungen des «Integralen». Dies hat selbstverständlich Bedeutung für das individuelle Leben des einzelnen, für sein eigenes Selbstverständnis und Lebensverständnis, und es hat Konsequenzen für die Auffassung und Wertsetzungen ganzer Berufs- und Gesellschaftsgruppen, so auch für einen ganzheitlichen Ansatz in der Pflege. Die Suche nach Ganzheit setzt Spaltung und Abspaltung bzw. Polarisierung voraus (Körper – Seele, Mann – Frau, Ratio – Intuition usw.) und möchte sie beseitigen. Das heisst, Ganzheit stellt sich dieser Spaltung entgegen und will sie aufheben; anthropologisch betrachtet in der Integration von Leib, Seele und Geist, und vom feministischen Verständnis her in der Aufhebung der Geschlechterspannung von männlich (oben) und weiblich (unten). Was hier in wenigen Gedankengängen aufgezeigt ist, bedarf der konkreten Auseinandersetzung wie der Unterscheidung zwischen blossem Gerede um Ganzheitlichkeit und einem *wirklichen Interesse an Ganzheitlichkeit,* das *alle* Bereiche zu berücksichtigen bereit ist. Letztlich muss jeder Mensch selbst entscheiden, wie er mit anstehenden Entwicklungen umgehen und wie er sie für sich interpretieren will. Die folgenden Ansätze und Thesen können nur Anstoss dazu geben.

Literatur

Lionni, L.: Der Buchstabenbaum. In: Frederick und seine Freunde. Gesammelte Bilderbuchgeschichten. Gertraud Middelhauve Verlag, Köln und Zürich 1985/1986

Lissner, A., R. Süssmuth, K. Walter (Hrsg.): Frauenlexikon. Herder, Freiburg 1988

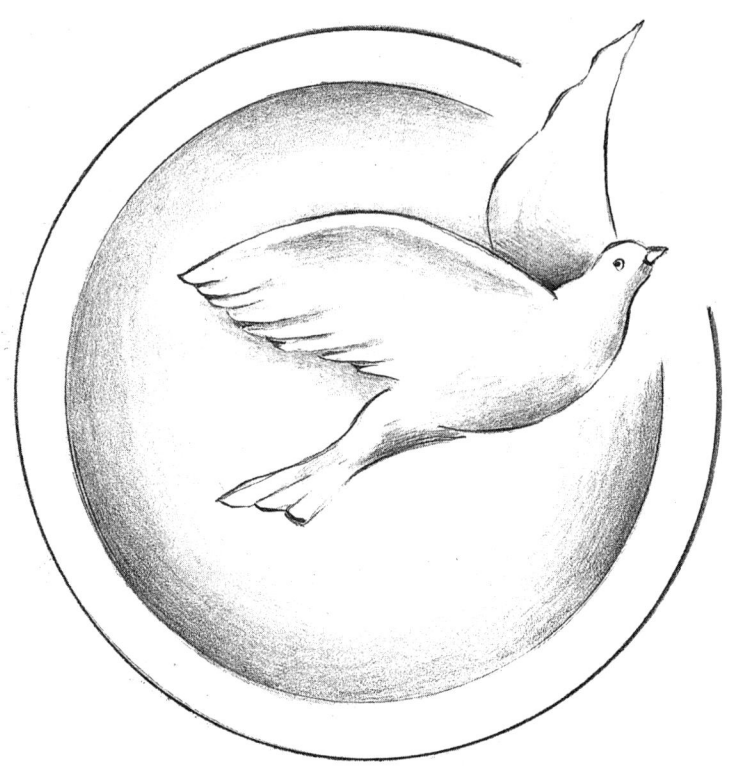

Das «Wunder des Weges»...

Gehe, wage den Schritt! Habe Mut!
Gehe trotz Dunkelheit, Blindheit, Zweifel,
gehe Schritt für Schritt!
Auch wenn du anstösst, auch wenn du stolperst,
auch wenn du fällst –
gehe weiter,
riskiere den Einsatz deines Lebens,
das Abenteuer des Vertrauens.
Besiegele mit dem Kreuz dein Herz,
löse das verkrampfte Ich,
lass dich fallen,
blindlings fallen in meine starke Hand –
sie fängt dich auf,
sie wird dich führen.
Gehe, wage den Schritt –
auch wenn du nichts siehst.
ICH bin der Weg –
ich gehe voraus.
Indem du folgst,
indem du weitergehst –
geschieht's:
Im Gehen unter deinen Füssen wächst der Weg!
Siehe: du erfährst das «Wunder eines Weges» –
das Wunder «deines» neuen Weges...

         Eucharis Wilke

I. Ganzheitliche Pflege – Utopie oder Wirklichkeit?

Zusammenschnitt der Referate, gehalten in Davos (SBK-Kongress, 1988) und Berlin (Krankenpflegesymposium, 1989)

Dieser Beitrag stellt die Frage nach der ganzheitlichen Pflege:
– Wie diesem Anspruch gerecht werden?
– Ist ein solcher Anspruch überhaupt sinnvoll umsetzbar, gerechtfertigt?

In jeder Frage steckt aber auch schon der Kern eines Wissens. Denn man muss der Antwort schon auf der Spur sein, um überhaupt fragen zu können.

Ja man könnte sagen: Es ist ein Merkmal des heutigen Menschen, dass er nach Ganzheit fragt.

Nur: Ganzheit darf nicht verwechselt werden mit etwas Abgeschlossenem, Homogenem, Einheitlich-Wahrnehmbarem. Ganzheit hat viel mehr zu tun mit
– Denken in übergreifenden Zusammenhängen;
– Integration der Vielfalt und Mannigfaltigkeit;
– Experimentieren und Forschen nach neuen Ansätzen des Lebens und Pflegens.

Ganzheitliche Pflege ist nichts Neues, nichts Umwälzendes – es sei denn eine Herausforderung, eine Chance, ja eine Hoffnung!

Was aber ist Hoffnung?

Manche reagieren allergisch auf dieses Wort, weil sie es in Verbindung bringen mit
– Stimmungmachen, Illusionen, Schwärmerei;
– «Hoffnungen», die sowieso alle zerplatzen wie Seifenblasen;

– jener trügerischen Schein-Hoffnung, die nichts anderes ist als die Schwester der Verzweiflung.
Das alles ist nicht Hoffnung, nicht jene Hoffnung, die uns allein helfen kann, die Zukunft – trotz aller Bedrohung – zu wagen. Hoffnung – wo sie wirklich Hoffnung ist – ist Ausdruck des Lebens, das trotz allem und immer wieder neues Werden hervorbringt und darin auch Überraschungen und grenzenlose Möglichkeiten bereithält. «Hoffnung ist die Leidenschaft für das Mögliche», so formuliert es der zeitgenössische Prophet der Hoffnung, Wiliam Sloane Coffin, in seinem Buch «Once to Every man» (Einmal für jeden Menschen). Diese Aussage hat mich berührt. Ich war und bin betroffen von der Art und Weise, mit der der Autor sich mit den entscheidenden Anliegen unserer Zeit auseinandersetzt. Mutig stellt er sich den Nöten – wir würden sagen: dem Notstand – mit allen Leiden, die ihn das Leben auch kostet, und er erlaubt dieser Leidenschaft (das Leiden schwingt in dem Wort ja mit), dem Leben die Hoffnung abzugewinnen.
Ich teile diese seine Erfahrung – auch bezogen auf die Pflege: Die Zeit selbst beweist es uns – Schritt für Schritt –, wenn wir uns selbst darin Schrittchen für Schrittchen einbringen. Indem wir voranschreiten, indem wir weiterdenken, die Ideen entwickeln und umsetzen, d. h. sie zu unseren eigenen machen, werden die Grenzen des Möglichen weiter und weiter, bis hin in den Bereich des heute noch scheinbar Unmöglichen, hinausgeschoben. Früher oder später erkennen wir, dass das Mögliche keine festen Grenzen hat – dass das, was wir für eine Grenze hielten, sich als Horizont herausstellt. Und wie jeder Horizont weicht er zurück, während wir darauf zugehen. Diese Entdeckungsfahrt, die ihren Ursprung in der Leidenschaft für das Mögliche hat, möchte

ich der Frage, dem Suchen nach ganzheitlicher Pflege zugrunde legen.
In der Leidenschaft für das Mögliche liegen Offenheit und Engagement, liegt auch eine vorläufige Antwort auf die Frage nach der Möglichkeit der Verwirklichung der ganzheitlichen Pflege. Und es liegt darin die Zukunft, sowohl in ihrer Herausforderung wie in ihrer Chance.
Die blosse Erwartung dessen, was wir verlangen und uns wünschen, kann zu einem Alptraum werden, ja kann uns krankmachen. Das Burnout-Syndrom oder der Pflegenotstand sind typische Symptome dafür. Wo hingegen die Erwartung verknüpft wird mit einer gesunden Ruhelosigkeit, die das «Noch-nicht» akzeptiert und gleichzeitig überschreitet bzw. hineinstellt in das «Schon-jetzt», wird die Grundlage geschaffen für ein Verständnis von Ganzheitlichkeit überhaupt.
Eines muss uns klar sein: Es gibt kein System, das uns Ganzheit bereithält –, ja ich gehe soweit, zu behaupten, dass Systeme in sich ganzheitsfeindlich sind. Dazu muss man nicht viel sagen, wenn wir an die Krankenhausstrukturen erinnern oder das heutige Gesellschafts- und Gesundheitssystem betrachten.
Ganzheitliche Pflege findet man nicht wie Blaubeeren auf einer Waldlichtung, als etwas, das man nach Hause nehmen und im Einmachglas aufbewahren kann. Ganzheitliche Pflege ist etwas Dynamisches. Sie ist einleuchtend – oder eben nicht.
Sie ist auch nichts Aussergewöhnliches, eher das Selbstverständliche; dies besonders in dem Moment, wo wir wieder mehr vom Leben her denken, davon ausgehen, was für uns stimmt und richtig ist.
So betrachtet wäre unsere Besinnung auf ganzheitliche Pflege eine uns im tiefsten gemässe Aufbruchstimmung. Jede Stimmung, wenn sie nur stark genug ist, ruft Bewe-

gung hervor: die Aufbruchstimmung, also die Aufbruchbewegung. Das ist gut so und sicher notwendiger denn je. Doch täuschen wir uns nicht; Aufbruchbewegungen gab es schon immer, das ist nichts Neues. Einige dieser Bewegungen haben auch viele Veränderungen gebracht; z.b. die Aufbruchbewegungen des frühen Christentums. Sie haben die Welt wirklich tief und nachhaltig beeinflusst. Später waren es die Reformbewegungen verschiedenster Prägung, wie die der Renaissance, der Aufklärung und schliesslich die der wissenschaftlich-industriellen Revolution des 19. Jahrhunderts, um nur einige zu nennen.

In all diesen Bewegungen war die Krankenpflege mit einbezogen, deren Geschichte immer schon ein eindrucksvoller Spiegel der Gesellschaft mit ihren Strömungen und ihrer Weltanschauung war und ist.

Auch die Frage nach Ganzheitlichkeit ist Zeichen einer Zeit und einer Welt im Umbruch. Ihre Programme stehen oft plakativ unter der fast schon magischen Zahl 2000: «Management 2000», «Gesundheit 2000», «Kirche 2000» und natürlich auch «Pflege 2000». Allen diesen programmatischen Bewegungen ist der Wunsch und die Hoffnung gemeinsam, dass sich in dieser Welt nochmals – einmal mehr – etwas verändern kann. Alle zielen in eine ähnliche Richtung und haben ähnliche Schlagworte: ganzheitlicher, umweltbewusster, kritischer, menschlicher usw. Vereinfacht ausgedrückt: *Es muss alles anders und natürlich besser werden!*

Besser werden ist verwandt mit ver-bessern, und verbessern müssen wir dort, wo Fehler und Fehlentwicklungen aufgetreten sind. Jede Aufbruchbewegung will verbessern; ihr Hintergrund ist ein Unbehagen, eine Störung. Störung ruft immer auch Hoffnung auf den Plan. Ja man kann davon ausgehen, dass hinter jeder Aufbruchbewegung die beiden Triebfedern der Störung und der Hoffnung stehen, fast zwingend verlangen sie nach Veränderung. So ist auch das Leitbild «Pflege 2000» der Versuch der Korrektur einer Fehlentwicklung: Zu denken ist an die zu einseitige Ausrichtung auf die Behandlungspflege wie auch an die Entwicklung eines fast nur pathophysiologischen Modells der Medizin – auf Kosten der eigentlichen Pflege. Rückbesinnung und ganzheitliches Sich-ausrichten-Wollen zeichnen sich ab. Wer offen ist, spürt die eigentliche Unruhe, die dem Pflegenotstand zugrunde liegt. Sie ist unterdessen ins Bewusstsein der Öffentlichkeit gedrungen, wird unmissverständlich auch von Medizinern und Politikern wahrgenommen und hat auch vor der Presse nicht haltgemacht. Es tut sich etwas in der Landschaft der Pflege! Man könnte beinahe sagen, es finde gewissermassen eine Emanzipationsbewegung statt.

Dass eine solche Bewegung Unruhe und Unmut auslöst, ist zu verstehen, wenn wir die Bedeutung dieses Wortes betrachten: Emanzipation bedeutet dem Wortsinn nach «aus der Gewalt des Vaters in die Selbständigkeit entlassen» (lat. emancipare: aus dem Manicipium, dem Eigentum, geben). Das meint zugleich das Überschreiten alter Strukturen, also auch das Heraustreten aus einer überholten patriarchalen Weltordnung und das Eintreten in eine eigene, dem einzelnen selbst gemässe Lebensordnung. Wen wundert es, wenn aus der patriarchalen Ecke ein Gegenwind sich erhebt und Töne wie diese laut werden: «Krankenschwestern haben zu bleiben, was sie immer schon waren.» Zwei Pressemeldungen von 1987 aus der Schweiz: «Krankenschwestern jammern zu viel, es geht ihnen zu gut... Nicht Leitbilder sollen sie erstellen, sondern arbeiten...» (Haemmerli). Und: «Dienen sollen sie, statt von verdienen zu reden.» Wenig später tönte es aus einer anderen Ecke für jene, die es etwa vergessen haben sollten: «Der Schwesternberuf ist und bleibt ein Opferberuf... Was es braucht, ist praktisches Können und eine gute Kinderstube, aber relativ wenig Wissen» (Sahli).

Hier wird das Bild einer angepassten, stets zur Verfügung stehenden Krankenschwester propagiert, deren Bildungsniveau nicht zu hoch sein darf! Das sind eindeutige Aussagen! Wir sind für diese Männer – es sind in diesem Fall Ärzte – zum Störfall geworden. Vorgeschoben wird der Dienst am Patienten – aber es geht gar nicht um den Menschen! Es geht um das Funktionieren der medizinischen Diagnostik und Behandlung, es geht um effizientes Abwickeln der Dinge rund um den als «Krankengut» gesehenen Patienten, damit der Hochleistungsbetrieb Krankenhaus reibungslos funktioniert und rentiert. Ich weiss, das ist eine harte Sprache. Doch es geht uns, die wir angefangen haben, die Pflege, die wir geben, zu hinterfragen, um eben dieses: Ist unser Tun sinnvoll? Entspricht es unserem Pflegeverständnis?

Wir haben angefangen, ganzheitliche, d. h. am Menschen orientierte Pflegemodelle zu entwickeln, Pflegeleitbilder (nicht Medizinleitbilder) zu erstellen. Und wir haben angefangen, an unhaltbaren Positionen zu rütteln. Doch eben darin werden wir unbequem, sind nicht mehr zu übersehen und zu überhören, lösen Ängste aus.

Man – der Mann als Vertreter des patriarchalen Systems, das natürlich auch von einer Frau vertreten sein kann –, man greift zu den altbewährten Mitteln: Man appelliert an die Pflicht zu dienen und zur Anpassung. Wird so der Aufbruchbewegung ein Riegel geschoben? Ich glaube nicht – nicht mehr! Wir wissen heute: Dienst und Anpassung, ja – aber nicht zugunsten eines Systems, in dem das

Burnout-Syndrom so vieler Krankenschwestern als ein unausweichliches Schicksal hingenommen oder mit einem Achselzucken abgetan wird; Dienst und Anpassung nicht in einem System, das die Schwestern wie Wegwerfartikel behandelt, und dies in einer Zeit, wo überall qualifizierte Pflegekräfte fehlen. Nein, wir wollen das nicht länger hinnehmen! Aber das wird uns nicht leichtgemacht werden. Denn dieses Nicht-hinnehmen-Wollen verlangt von uns eine höchst engagierte Verantwortung, verlangt eine eigenständige qualifizierte Beruflichkeit, verlangt ein mutiges In-Angriff-Nehmen der Probleme! Es gibt nichts Neues – ausser wir tun es. Wir, das sind unsere Berufsverbände; wir, das sind auch wir selbst, jede einzelne Krankenschwester, jeder einzelne Pfleger. Ehrlicherweise müssen wir einräumen, dass das Dilemma schon in unseren eigenen Reihen beginnt, nämlich dort, wo Kolleginnen und Kollegen sich nicht ablenken lassen wollen von Gewohnheiten, in denen sie sich gut aufgehoben fühlen. Diese «Unberührten» und «Zwiespaltfreien» wollen nichts verändern. Denn, so sagen sie, ganzheitlich pflegen könne man sowieso nicht. Dazu fehle die Zeit, daran hindere uns das System.
Die Funktionspflege gibt Sicherheit, grenzt ab. Das heisst, man weiss genau, was zu tun ist, z.B. abends beim Vorbereiten der Patienten für die Nacht.
Und weiter wird argumentiert: Wo kämen sie hin, wenn dann noch Bedürfnisse oder gar Wünsche geäussert würden? Oder – in einem Pflegeheim erfahren – wenn sie nicht mehr um zehn Uhr morgens den Bettlägerigen die Serviette fürs Mittagessen umbinden könnten?
Wer solche, seit langem eingeschliffene Gewohnheiten in Frage zu stellen wagt, der wird als Störfall eingestuft, und zudem als ein sehr lästiger!

Der Störfall –
das Unbehagen an der Realität

Christa Wolf beschreibt in ihrem Buch «Störfall» einen Tag des Jahres 1986: einen Tag, der makellos geblieben ist bis zur letzten Minute. An diesem Tag kommt die Nachricht aus Tschernobyl in einem kleinen Dorf an. Und an diesem Tag muss der Bruder der Erzählerin sich in einer fernen Stadt einer Gehirnoperation unterziehen. Dieser makellose Tag ist nur scheinbar ein makelloser: Er ist belastet durch den Störfall «draussen», am Reaktor in Tschernobyl, und er ist belastet durch den Störfall «innen», im Gehirn eines Menschen, in dem sich ein bösartiges Gewächs entwickelt hat. Bösartig ist der Störfall immer. In der Auseinandersetzung damit versucht Christa Wolf eine Antwort auf die Fragen unserer Zeit zu finden. Treffend bemerkt sie: «Wie merkwürdig, dass A-tom auf griechisch das gleiche bedeutet wie In-dividuum auf lateinisch: unspaltbar. Die diese Wörter erfanden, haben weder die Kernspaltung noch die Schizophrenie gekannt.» Woher, so fragt sie, kommt der «moderne Zwang zur Spaltung in immer kleinere Teile, zur Abspaltung ganzer Persönlichkeitsteile von jener altertümlichen, als unteilbar, ganzheitlich gedachten Person»? Und wie, so kann man weiter fragen, kann ein solches Dilemma heute bewältigt werden? Der Störfall trifft immer das Individuum Mensch in einer in Teilbereiche und Funktionen auseinandergenommenen Welt, konkret für uns: Es trifft die Menschen in einem zum Hochleistungsbetrieb umfunktionierten Krankenhaus. Wer in diesem Krankenhaus die Sorge für das Individuum in seiner Unteilbarkeit und Ganzheit ernst nimmt, kommt unweigerlich in Konflikt mit den zerstückelnden Strukturen und Abläufen, in denen es – allem Anschein zum Trotz –

eben doch nicht um den Menschen geht, sondern um seine Organe, um Rationalisierung, Automatisierung, Spezialisierung und um Leistungskontrolle. Was aber lässt sich rationalisieren, automatisieren und messen? Eines ist sicher, und daran lässt sich nichts ändern: Der Mensch ist, weil er ein Individuum ist, nicht messbar, nicht rationalisierbar, nicht automatisierbar. Der Patient, um den sich eigentlich alles drehen sollte, ist oft der einzige «Störfall» in einem sonst reibungslos funktionierenden System. Deshalb ist auch die Pflege ein permanenter Störfall, der vom Wirtschaftsprüfer letztlich nie ganz erfasst werden kann. Denn wie sollen Tätigkeiten gemessen werden wie diese: einem Kranken zuhören, die Hände auf eine schmerzende Schulter legen, ein Kissen verschieben, um die Atmung zu erleichtern, und, und, und...
All diese Tätigkeiten brauchen Zeit – Zeit, die kein messbares Ergebnis einbringt. Vergeudete Zeit? Oder Zeit, die wir nicht haben, um eine Utopie – die Utopie einer ganzheitlichen Pflege – zu verwirklichen?
Die Arbeit der Krankenschwester/des Krankenpflegers ist heute in einem Akutkrankenhaus zu 80% medizinorientiert und nur zu 20% pflegespezifisch. Der Störfall liegt in der Schizophrenie einer so gewordenen Realität. Aber er ist auch eine Herausforderung, das Störende und Krankmachende zu verändern. So läge im Störfall auch eine echte Chance. Es müsste heute möglich sein, die bedrängenden Fragen so zu formulieren, dass sie zu brauchbaren Antworten führen. Und es müsste möglich sein, die Pflege so zu definieren, dass sich an den bedrängenden Missständen etwas verändern kann; einerseits durch eine prinzipielle gedankliche Revision unseres Selbst- und Pflegeverständnisses, anderseits auch – und dies vor allem – durch konkretes Handeln in der Praxis.

Aufbruchbewegung –
Tendenzen der Ganzheit

Eines ist klar: Eine Neubesinnung muss die Bestrebungen einer fortschreitenden Technisierung und die Forderung nach Humanität in Einklang bringen, um das gestörte Grundverhältnis von Pflege und Medizin aufgrund der jetzt auseinanderlaufenden Entwicklung wieder herzustellen. Das heisst: Unsere Denk- und Handlungsansätze müssen in die gleiche Richtung gehen. Ganzheitlichkeit muss integrale und interdisziplinäre Bemühung sein!
In einer solchen Veränderungsphase gilt es nicht nur, die Symptome der Störung zu erkennen, sondern es gilt auch, mutig und zielstrebig nach Anhaltspunkten Ausschau zu halten, von denen ausgehend man Schneisen zu schlagen beginnen kann in das Dickicht der gestörten Bezüge. Zeichnen sich solche Möglichkeiten ab? Auf der Suche nach einer Antwort auf diese Frage stiess ich auf ein Wort von Teilhard de Chardin. Er schrieb in einer biografischen Skizze schon 1950 von einer «neuen schöpferischen Einheit», die allein die zahllosen Schwierigkeiten und unlösbaren Fragen einer mehr und mehr zerstückelten Welt zu verändern vermag. Er prophezeit eine «Verschwörung von Männern und Frauen», deren neue Perspektiven eine entscheidende «Ansteckung» hin zur Veränderung auslösen würden. Für welche Zeit er auch gesprochen haben mag – in seinen Worten liegt eine Vision der Hoffnung, eine Vision, der auch wir uns zuwenden können.
Viele einzelne und manche Gruppen haben inzwischen angefangen, Wege des Umdenkens zu suchen. Man denke an die Bereiche der Bio-Ethik, der Frauenfragen, der Ökologie und viele andere mehr. Ich erinnere an Vorausdenker wie Carl Friedrich von Weizsäcker, Frederic Vester und Fritjof Capra. Vester fordert den Menschen auf,

mit ihm das «Neuland des Denkens» zu betreten, weil, wie er sagt, nur ein neues, d.h. ganzheitliches und vernetztes Denken aus der Sackgasse der Gegenwart hinausführen könne.
Die Lösung dreier Probleme drängt sich auf:
– die Ausbeutung und Verschmutzung der Erde;
– der Verlust der weiblichen – intuitiven, kreativen und ganzheitlichen – Seite des Menschen;
– die Sinnkrise, in die der Mensch tiefer denn je zuvor geraten ist.
Vor diesem Hintergrund beschreibt Capra fünf Thesen für ein neues Denken, in denen er die Chance neuen Handelns sieht. Etwas vereinfacht formuliert sind es folgende:

1. Das menschliche Bewusstsein entwickelt sich vom linearen, dualen zum vernetzten, systemischen Denken.
2. Das Weltbild wird als Ganzes gesehen, wobei das Ganze immer mehr ist als die Summe seiner Teile; das gleiche gilt natürlich auch für jedes Subsystem.
3. Der Mensch ist keine Maschine, er ist Subjekt und seinshaft. Neben den objektiv-materiellen Bezügen sucht er das personale und transpersonale Begreifen seiner selbst.
4. Es wächst eine neue Identität von Mann und Frau, die eine schöpferische Auseinandersetzung mit den Aspekten von Männlichkeit und Weiblichkeit bewirkt.
5. Parallel zur Bewusstseinsentwicklung wird ein neues Lehr- und Lernverhalten möglich, was zur Folge hat, dass radikal neue Programme und Modelle entwickelt werden können.

Wenn wir diese Thesen betrachten in bezug auf die Entwicklung der Krankenpflege, wie sie sich heute abzeichnet, dann sind Übereinstimmungen nicht zu übersehen:

Vernetztes Denken
In der Krankenpflege zeichnet es sich überall dort ab, wo wir anfangen, die Pflege als Beziehungspflege zu sehen, und wo wir dem Beziehungsnetz (Lebenswelt und Sozialgefüge) des Kranken wieder mehr Beachtung schenken. Und es zeichnet sich dort ab, wo wir bewusst wahrnehmen, dass auch wir nur ein Teil eines grösseren Ganzen sind, wodurch die Chance des Sich-Abgrenzens wie auch des Nein-sagen-Könnens wächst, also dies: Ich muss nicht alles selber tun. Darin liegt als Positives der wachsende Sinn für anzunehmende Grenzen wie auch für eine bessere Zusammenarbeit, die Bereitschaft zur Interdisziplinarität, ohne die heute nichts mehr geht – sicher keine ganzheitliche Pflege.

Ganzheitliche Pflege
Sie ist für viele von uns mehr als ein Schlagwort. Wer verstanden hat, dass dahinter eine neue Denkweise steht, eine Denkweise, die uns hilft, uns vom einseitig medizinischen, pragmatischen Denken zu lösen, um uns pflegebezogenen Modellen zuzuwenden, der erfährt auch den darin sich anbahnenden Konflikt schmerzhafter Auseinandersetzungen unter Berufsangehörigen selbst, die fragen: «Was ist wirklich unsere Aufgabe?», und mit denen, die anklagend mahnen: «Was wollen die eigentlich; ist es nicht genug, eine gute (sprich angepasste, effiziente) Pflegekraft zu sein?»

Sensibilisierung
Eine Sensibilisierung für den Menschen ist im Zuge der zunehmenden Technisierung in der Medizin bei sich

gleichzeitig abzeichnender Überalterung der Gesellschaft der Zukunft unausweichlich. Der Wunsch nach einer humaneren Medizin wie auch einer menschlichen Pflege ist unüberhörbar. Die Auseinandersetzung mit der Frage: An wen richtet sich die «Pflege 2000»?, weist auch hin auf die Problemfelder, die es wahrzunehmen und zu bewältigen gilt:
— Mehr Langzeitkranke, Chronischkranke, Mehrfachkranke und Schwerstkranke (z. B. Aidskranke);
— mehr alte Menschen, und mit ihrem Älterwerden neue Probleme (z. B. Alzheimer-Krankheit);
— mehr Menschen mit psychosozialen Problemen (Zunahme von Suizid, Gewaltanwendung, Stress, Gesundheitsproblemen infolge Übertechnisierung unserer Welt).

Mehr und mehr wird für uns alle
— die unterstützende Pflege (palliative Pflege) zu einer Herausforderung, in der die Zusammenarbeit die einzige Problemlösungsstrategie sein wird;
— die Respektierung der menschlichen Würde in einem immer mehr zweckgerichteten System zu einer Aufgabe, auf die wir kaum vorbereitet sind. Ich erinnere an die schrecklichen Vorkommnisse in einem Wiener Krankenhaus (1989). Wo waren, so fragen wir, die Mitverantwortlichen? Wie konnte so etwas geschehen?

Die neue Identität
Wer sich die Mühe macht, z. B. in unseren Fachzeitschriften die Spuren zu suchen bezüglich einer neuen Bewusstwerdung für die Rolle der Frau in der Krankenpflege, der kann folgendes feststellen: Frauen fangen an, in ihrer eigenen Sprache zu sprechen, «ihr Gesicht» zu zeigen, ihre Stimme hören zu lassen — aus einer Kraft, die

aus dem langen Schweigen gewachsen ist. Und das ist gut so, auch notwendig, Not wendend! Ein grösserer Stellenwert als bisher wird auch den sogenannten «weiblichen» Werten wie Intuition, schöpferisches Tun, Beziehung und Kommunikation beigemessen, und sie werden als Teil der Ganzheit in unserem Pflegebewusstsein neu bewertet – nicht im Sinne «des Ausnutzens einer Gratiszugabe», die Frauen zu leisten haben, einfach weil sie Frauen sind, als vielmehr in der qualifizierten und professionellen Umsetzung von Werten, ohne die es keine Pflege geben kann.

Lehr- und Lernverhalten
Im Blick auf die Umstrukturierungsprozesse in unseren Schulen für die Aus- und Weiterbildung zeigen sich nicht nur neue Ansätze des Denkens, sondern auch ein oft schmerzhaftes Ringen um ein besseres Verständnis für die Fortschritte, die wir anstreben sollen:
– Die Auseinandersetzung mit ganzheitlichen Pflegemodellen weckt beides: Hoffnung, Freude, Interesse, aber auch Ablehnung, Widerstand und Verlustängste.
– Die Schulung des Denkens vom Punktuellen zum Zusammenhängenden, vom Linearen zum Ganzheitlichen setzt den Mut zum Wagnis voraus. Es ist schwer, herkömmliche Denkmodelle loszulassen und neue anzunehmen. Ich erinnere an das medizinische Modell des Denkens: Diagnose – Symptome – Therapie – Pflege. Das Pflegeprozessdenken und damit die Pflegeplanung haben es da schwer. Machen wir uns nichts vor: Umdenkprozesse sind harte, mühsame, ja leidvolle Prozesse! Und: Die Umsetzung geschieht langsam – aber sie geschieht.
– Die Forschung in der Krankenpflege ist ein noch junges Kind, und sie ist angewiesen auf die Mithilfe der

Basis wie auch auf dafür motivierte und grosszügige, auch finanzstarke Paten. Denn Forschung ist notwendig, nicht nur für die Weiterentwicklung des Pflegewissens, sondern auch als Grundlage für unser konkretes tägliches Handeln – die Pflegekompetenz – und für das Erkennen dessen, was eigenständige Tätigkeitsbereiche sind.

Niemand wird bestreiten wollen, dass die Auseinandersetzung mit unserem Beruf uns alle angeht. Das wichtigste ist wohl, dass wir die Pflege – losgelöst vom einseitig medizinischen Modell – neu mit Sinn und Inhalt füllen, so dass Berufsfreude und Berufszufriedenheit wieder zum tragenden Boden werden. Mit der Auseinandersetzung für eine in dieser Weise ganzheitlichen Pflege ist keine Auseinandersetzung *gegen* etwas gemeint – gegen die Behandlungspflege etwa –, sondern eine neue Schwerpunktsetzung *für* die Pflege an sich (Grundpflege ist dafür, weil zu einengend, kaum eine brauchbare Bezeichnung). Diese Auseinandersetzung muss auf allen Ebenen stattfinden: Politiker, Krankenkassen, Vorgesetzte aller Bereiche und Mitarbeiter müssen mehr als bisher miteinander ins Gespräch kommen – ins Gespräch im Sinne eines Dialogs, der der Annäherung dient und nicht dem Festhalten an bestimmten Positionen. Darin liegt die einzige Chance, Vorstellungen und Ideen gemeinsam zu entwickeln, die dann als brauchbarer Konsens zum Tragen kommen können.

Doch auch dies muss man bedenken: In diesem Sinn ganzheitliche Pflege ist ein Prozess. Und Prozesse brauchen viel Zeit, um in Gang zu kommen und Wirkungen zu zeigen. Wachstum ist oft lange Zeit unsichtbar. Daher mag es lange dauern, bis Veränderungen sichtbar werden.

Oft haben wir dabei das Gefühl, dass gar nichts geschieht. Oder wir bringen die Geduld nicht auf, die es braucht, die Phasen scheinbarer Ausweglosigkeit durchzustehen, ohne resigniert aufzugeben. Veränderungsprozesse sind auch deshalb zeitaufwendige Prozesse, weil wir selbst uns dabei mitverändern müssen – und gerade da wird es, wie wir alle wissen, schwierig.

Die Konsequenzen –
die konkrete Arbeit hin zu mehr Ganzheitlichkeit

Dazu notwendig sind
– Mut zu Flexibilität – die Bewegung auf eine neue Richtung hin;
– kritische Distanz dem Ist-Zustand gegenüber.

So betrachtet zwingt gerade der Pflegenotstand dazu, unseren Standpunkt – das, was jetzt ist, und das, was uns jetzt plagt – unter die Lupe zu nehmen und zu analysieren.

Dann gilt es, feste Strukturen, Muster und Automatismen – auch unsere eigenen, oft unbewussten Automatismen – zu erkennen und sie in den Prozess der Neuanpassung hineinzuholen, langsam, geduldig und ausdauernd.

Ob die Krise des Pflegenotstandes sich auf eine neue Ordnung hinbewegen kann, hängt jetzt auch davon ab, wie wir damit umgehen und wie wir Erkenntnisse umsetzen in Veränderung.

Exemplarisch soll die «Studie über Stress und Arbeitszufriedenheit beim schweizerischen Krankenpflegepersonal» erwähnt werden. Mit dieser und anderen Studien wird wissenschaftlich sowohl die hohe Belastbarkeit der Pflegenden belegt, als auch die eigentlichen Stressfaktoren, die letztlich den Notstand bewirken, differenziert dargestellt. Darin wird sichtbar, dass die grössten Stressoren im Bereich der menschlichen und zwischen-

menschlichen Beziehungen liegen; dabei steht der Aspekt «Patient und Ethik» an erster Stelle. Ihm folgen Personalkonflikte, Verunsicherung und Arbeitslast. Die Belastung des Personals im menschlichen Bereich ist beachtlich. So zeigen die Ergebnisse der Studie:
«Zwei von drei Pflegenden fühlen sich in ihrer Verantwortung für den Patienten deutlich bis sehr belastet. Sie haben zuwenig Zeit, können einem Schwerkranken nicht helfen oder können aus verschiedenen Gründen dem Patienten nicht jene Pflege angedeihen lassen, die er eigentlich benötigte. Sie erleben somit die Kluft zwischen dem, was sie von der Ausbildung her oder vom Gewissen aus tun möchten, und dem, was sie unter den realen Bedingungen tun können. Sie leiden am Spannungsfeld von menschlich-ganzheitlich pflegen wollen und funktionieren, effizient funktionieren müssen.»
Eine Studie an und für sich ändert nichts. Wirksam wird sie erst dann, wenn daraus Konsequenzen abgeleitet werden, sowohl vom einzelnen/Betroffenen, also von den Pflegenden selbst, wie auch von den Trägern des Systems und der Strukturen (Politik und Wirtschaft).
Martin Widmer, der Leiter der Studie, beantwortet die Frage nach der Umsetzbarkeit solcher Erkenntnisse in die Praxis und sagt zunächst, was die einzelne Schwester tun kann.
Stressituationen wird es immer geben, Krankenschwestern sind tagtäglich mit Leid, Tod, Hilflosigkeit, Aggressivität und Gekränktsein konfrontiert. Diese Konfrontation weckt immer auch die entsprechenden eigenen Gefühle, das eigene Leid, das eigene Gekränktsein. Eine häufige Reaktion sei, so Widmer, die Gefühle zu verdrängen. Dies führe aber dazu, dass man immer wieder an denselben Situationen leidet. Um den Stress durch das Leiden der Patienten zu mindern, komme der eigenen

inneren Auseinandersetzung mit diesem Thema eine zentrale Bedeutung zu. Hier seien Ausbildung, Weiterbildung und Angebote der Supervision gefragt.
Auf der politischen Ebene gehe es vor allem darum, ideelle und finanzielle Unterstützung für die notwendigen Änderungen zu bekommen. Das heisst insbesondere:
– Überprüfen der hierarchischen Krankenhausstrukturen, und Raum schaffen für partizipationsorientierte Betriebe bzw. Führungsstrukturen;
– Förderung der Schulung und Weiterbildung des Personals, Schaffen von Supervisionsmöglichkeiten;
– Unterstützung der Pflegedienstleitung, damit diese genügend qualifiziertes Personal einstellen, einführen und begleiten kann.

All dies, sowie einiges mehr, ist notwendig, um den Boden vorzubereiten, auf dem ganzheitliche Pflege wachsen kann.

Noch einmal: Ganzheitliche Pflege finden wir nicht wie Blaubeeren in einer Waldlichtung. Ganzheitliche Pflege ist vielmehr das, was wir als sinnvoll und menschengerecht – uns selbst und dem Kranken gerecht – immer schon verwirklichen wollten und in Zukunft wieder verwirklichen möchten.

Und zur Anfangsfrage «Wie diesem Anspruch gerecht werden» lassen wir den österreichischen Liedermacher André Heller zu Wort kommen. Er behauptet:
«Gott denkt in den Genies,
träumt in den Dichtern
und schläft in allen übrigen Menschen.»
Das klingt erschreckend, und wir kommen nicht um die Frage herum: Hat sich die Menschheit nach Tschernobyl (die Meldungen könnten auch andere Titel tragen: Pflegenotstand oder Tötung von alten, kranken Menschen in Wien-Lainz) wieder ruhig schlafen gelegt?

Die Antwort lautet nein, denn wenn man hinschaut, erkennt man: Nicht überall schlafen die Menschen, viele sind aufgewacht, und viele Pflegende stehen wachsam und sensibel den Zeitereignissen gegenüber. Hat das seinen Grund darin, dass sich im Pflegeberuf ungewöhnlich viele Dichter/-innen und Genies zusammenfinden? Frauen und Männer, in denen Gott denken und träumen kann? Denn es sind doch vielerorts schon wirkungsvolle, aktuell-konkrete Perspektiven zur Veränderung sichtbar. Und diese Veränderungen werden sich weiterentwickeln; doch nur dann, wenn sie von uns weitergetragen werden, handlungsaktiv und ideenreich. Das heisst, unser Einsatz sowohl für die Pflegewissenschaft und -forschung als auch für die kreative Befragung und Gestaltung des Pflegealltags sind heute notwendig. Was vor allem not tut, ist die Bewusstseinsschulung, gepaart mit Hoffnung und Engagement. Wo diese beiden Seiten gepflegt werden, entsteht menschliche und menschengerechte und deshalb ganzheitliche Pflege, die sinnvoll und befriedigend ist, weil das Wesentliche Gewicht und Inhalt bekommen hat. «Strukturen sind nicht gottgegeben» (Welter). Darum wird Gott sie auch nicht ändern, auch wird er uns dafür keinen in Erste Hilfe ausgebildeten Engel schicken.
Die Pflegenden selbst sind diejenigen, die die Herausforderung annehmen müssen, Strukturen zu verändern und Türen zu öffnen.
Und wir selbst sind es auch, die die Pflege nicht nur zu befragen haben, sondern es auch wagen müssen, ein neues Pflegeverständnis in die Tat umzusetzen. Denn so wichtig neue Modelle und Leitbilder auch sind, umgesetzt werden müssen sie von jenen, die im konkreten Pflegealltag stehen. Und das heisst: Nur von der Basis her kann die ganzheitliche Pflege verwirklicht werden und nur durch die Menschen, die im täglichen Tun ihre Vor-

stellungen und Visionen zu gelebtem Leben werden lassen. Notwendigerweise heisst das auch, in kritischer Wende gegen Gewohntes und Bestehendes nicht nur in unserer Umwelt (oder gar nur bei den anderen) anzugehen, sondern auch unser Tun zu hinterfragen und zu ändern. Denn ich pflege als der Mensch, der ich bin. Und die Pflege der Zukunft wird das sein, was sie uns heute wert ist; denn wachsen wird, was wir heute säen.
Und wachsen können auch Eigenständigkeit, Professionalität und Ganzheitlichkeit.
Ganzheitliche Pflege ist mehr als eine schöne Illusion – es geht darum, sie in gelebte, positive Realität umzusetzen.

«Ich habe einen Traum»

Die Zeit drängt, und die Zeit ist reif, dass wir alle – trotz verschiedener sozialer, wirtschaftlicher und politischer Herkunft – zusammenkommen; dass wir Berührungsängste überwinden, um über gemeinsames verantwortungsbewusstes Handeln nachzudenken. Sowohl im Gesundheitswesen als auch in den Krankenhäusern wehen Geist und Ungeist. Den positiven Geist des Ringens um ganzheitliche Pflege habe ich angesprochen.
Zum Schluss kann ich es nicht unterlassen, nochmals auf den Not schaffenden Ungeist hinzuweisen; jenen Ungeist, der sich nicht nur in oft subtilen Formen der Machtausübung und der herablassenden Unterdrückung äussert, sondern auch im Fehlen von Visionen. Gespart wird eben dort, wo der Durchblick nicht vorhanden ist. Wir alle sind für diesen Durchblick zuständig!
Aufgabe der *Verantwortlichen in Politik und Wirtschaft*

ist es, Mittel zur Verfügung zu stellen, damit Prioritäten für die Zukunft gesetzt werden können.

Aufgabe der *Pflegenden* ist es, ihr eigenes Selbstbild und ihr Berufsbild bewusster zu gestalten, denn nicht nur die Frauenbilder einer patriarchalen Gesellschaft werfen Probleme auf, sondern oftmals auch die Frauenbilder der Frauen selber und damit die Solidarität in unseren eigenen Reihen.

«Ich habe einen Traum» – fast alle kennen dieses Wort von Martin Luther King. Auch ich habe einen Traum: dass wir eines Tages fähig sein werden, gemeinsam aus dem Berg des Pflegenotstandes einen Stein der Hoffnung zu hauen, damit die Pflege wieder Zukunft hat. Und wenn schon: Warum nicht eine ganzheitliche, dem ganzheitlichen Leben gemässe Pflege?

«Träume und Visionen des Menschen», sagt Paul Tillich, «stossen vor in die Ebene, wo die Welt über sich selbst hinausweist. Auf ihrem Grund wird unbedingter Sinn.» Es wird unser Sinn – denn was immer ganzheitliche Pflege auch noch ist, eines will sie sicher sein: sinnvoll und sinnerfüllt.

Literatur

Capra, F.: Wendezeit. Bausteine für ein neues Weltbild. Scherz, Berlin/München 1984

Coffin, W.S.: Once to Every Man. Zit. in: Steind-Rast, D.: Fülle und Nichts. Die Wiedergeburt der christlichen Mystik. Goldmann, München 1985

Graf von Krockow, Ch.: Die Heimkehr zum Luxus. Kreuz, Zürich 1989

Lissner, A., R. Süssmuth, K. Walter (Hrsg.): Frauenlexikon. Herder, Freiburg 1988

Teilhard de Chardin, P.: Wissenschaft und Christus. Walter, Olten/Freiburg 1970

Welter, R.: Anregungen zur Förderung und Beleuchtung des Wohnens und Betreuens in Heimen. gdi, Zürich 1985
Widmer, M.: Stress, Stressbewältigung und Arbeitszufriedenheit, Schriftenreihe. Schweiz. Institut für Gesundheits- und Krankenhauswesesn (SKI), Aarau 1989
Vester, F.: Neuland des Denkens. dtv, München 1984
Wolf, Ch.: Störfall. Luchterhand, Berlin 1987

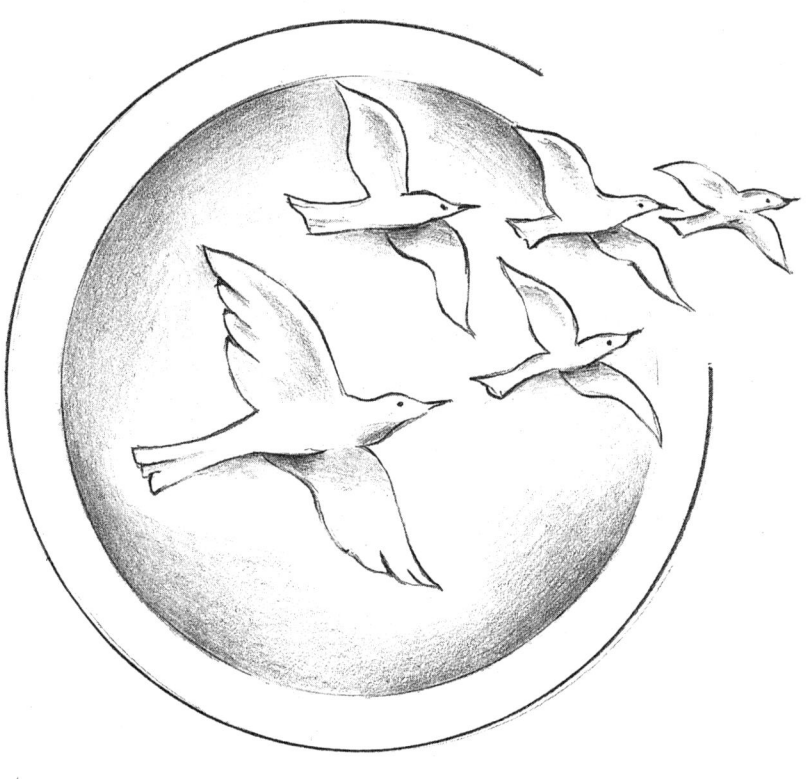

Brief an einen jungen Dichter

Nicht rechnen und zählen – reifen wie der Baum
der seine Säfte nicht drängt und getrost in den Stürmen
des Frühlings steht –
ohne die Furcht, dass dahinter kein Sommer kommen
könnte.
Er kommt doch!
Aber nur zu den Geduldigen, die da sind, als ob die
Ewigkeit vor ihnen läge.
Ich lerne es täglich unter tausend Schmerzen,
denen ich dankbar bin.
Geduld ist alles.

                                        Rainer Maria Rilke

II. Die Thesen

Ich möchte nun im folgenden versuchen, die im Referat formulierten fünf Thesen etwas näher zu beleuchten. Dabei muss ich vorausschicken, dass ich daraus keine wissenschaftliche Arbeit machen möchte. Mein Anliegen ist vielmehr, etwas von dem weiterzugeben, was ich in meiner eigenen Auseinandersetzung – durch Beobachtung, in Gesprächen, durch Lesen von einschlägiger Literatur – zu diesem Themenkreis erfahren habe. Noch gibt es wenig deutschsprachige Literatur zum ganzheitlichen Ansatz in der Krankenpflege, vielleicht kann die Auseinandersetzung mit diesen Thesen ein Baustein dazu sein.
Je mehr Krankenschwestern und Krankenpfleger sich mit entsprechenden Gedanken auseinandersetzen, je mehr sie dabei nicht nur ihr Wissen, sondern auch ihre Persönlichkeit entwickeln, desto besser werden sie eine *Haltung*, die dem Ganzen dient, verwirklichen und diese in konkretes *Planen* und *Handeln* umsetzen können. Diese reichere Verhaltensstrategie wird ihnen erlauben, auch anderen verständlich zu machen, warum das Konzept einer ganzheitlichen Pflege sinnvoll ist und wie dieses schliesslich mit institutionalisierten Mitteln oder Methoden zu einem grundlegenden Instrument für den alltäglichen Bezugsrahmen der Pflege umgesetzt werden kann.
Ich denke, dass die Zeit reif ist, dass angesichts der vielen weltumspannenden Veränderungsprozesse auch Krankenschwestern und -pfleger ihre eigene «Perestroika» in die Hände nehmen. Dass sie sich das zu eigen machen, was aus der Sicht kybernetischen und holistischen Denkens (These 1 und 2), aus dem Wissen der humanisti-

schen Psychologie (These 3) und aus dem Aufbruch der Frauen bzw. der feministischen Spiritualität (These 4) für die Krankenpflege genutzt werden kann; diese Grundlagen sollen genutzt werden, um das eigene Selbstverständnis und die Berufszufriedenheit, die Pflege selbst (Pflegeplanung, Pflegehandlung) sowie auch das Pflegewissen (These 5) zu verbessern bzw. den eigenständigen Bereich der Pflege aufzuwerten.

Die nachfolgend vorgeschlagenen Möglichkeiten und Wege zur Entwicklung einer eigenständigen, uns selbst und dem Patienten gerecht werdenden Pflege sind in Anlehnung an Vorausdenker (z.b. Frederic Vester, Fritjof Capra) anderer Wissenschaftsbereiche ausgewählt worden. Die Hoffnung geht dahin, dass sie in der Ausbildung und Praxis erörtert und mit konkreten *Ansätzen einer ganzheitlichen Pflege* (vgl. Poletti, R.: Wege zur ganzheitlichen Krankenpflege) in Verbindung gebracht werden. Dass wir daraufhin unterwegs sind, ist längst nicht mehr zu übersehen; dass wir dies auch wahrnehmen und weiterführen, ist Teil eines Prozesses, der nicht mehr aufzuhalten ist.

Ein anderes Wort für «Prozess» ist «Weg» – unterwegs sein. Man weiss erst mehr, wenn man geht. In diesem Sinn können diese Thesen auch Weg-Worte und Weg-Zeichen sein: man muss mit ihnen (um-)gegangen sein, um mehr zu wissen und um sie besser zu verstehen.

These 1

Das menschliche Bewusstsein entwickelt sich vom linearen, dualen zum vernetzten, systemischen Denken.

Vernetztes Denken

Eine neue Art zu denken ist notwendig,
wenn die Menschheit überleben will.
Albert Einstein

Umdenken ist so etwas wie ein modernes Schlagwort geworden: Politiker gebrauchen es ebenso wie die Wirtschaftskräfte, junge Leute argumentieren ebenso damit wie die Vertreter aus Kirche und Gesellschaft. So unterschiedlich die Motivation und die Zielsetzung auch sein mögen, alle meinen damit den gleichen Anspruch nach einer neuen, ganzheitlichen Denkweise. Dass diese Forderung auftaucht, ist nicht erstaunlich. Der Ruf nach etwas Neuem, Besserem erwächst ja immer vor dem Hintergrund von Mangelerscheinungen und Unbehagen. Und über Mangel an Unbehagen oder an Missbehagen können wir uns in unserem Berufsfeld nun wahrlich nicht beklagen. Ich erinnere an Themen wie «Pflegenotstand» (was eigentlich Personalnotstand genannt werden müsste), an das Burnout-Syndrom als eine Folge von Überforderung und Berufsunzufriedenheit oder an den vielzitierten «Stress im Krankenhaus» mit seinen Folgeerscheinungen wie Insuffizienzgefühle, hohe Fluktuationsrate usw.

Bei der Suche nach Verbesserungen und Lösungen dieser Probleme hat sich immer wieder gezeigt, dass das Ursache-Wirkung-Prinzip zu kurz greift und der Komplexität der Probleme nicht gewachsen ist; d.h. lineares Denken kann die Zusammenhänge von Gesundheit und Krankheit, Leben und Tod nur unzureichend erfassen. In Wirklichkeit bilden der medizinische Befund mit seinen kausalen Erklärungen und die subjektive Befindlichkeit des kranken Menschen zusammen ein Ganzes, wie die psychosomatische Medizin schon längst erkannt hat. Auch sie wartet und kämpft immer noch darum, die zergliedernden, linearen Denkweisen aufzugeben und die Ganzheit des Menschen betrachten zu können.

Das gleiche gilt für die lineare Suche nach Pflegeansätzen, die gerade das nicht findet, was sie erfassen will: *die Ganzheit*. Da, wo es Ansätze ganzheitlicher Pflege gibt, stossen sie häufig auf Widerstand, Ablehnung und lösen Kontroversen aus, so dass man folgern muss, dass sie nicht nach alten Denkmustern begriffen werden können, sondern das besagte Umdenken erfordern. Dazu im folgenden einige Erklärungen.

Vom linearen zum vernetzten Denken

Der Atomphysiker Fritjof Capra fasst in seinem Buch «Wendezeit» unter anderem diese Erkenntnisse zusammen und charakterisiert sie als «Paradigmawechsel», als einen Wechsel, der sowohl unser Denken als auch unsere Gewohnheit, die Dinge zu sehen, radikal verändern wird. Ulrich und Probst beschreiben diese Veränderung als «die Verschiebung des Blickpunktes von einer Suche nach Strukturen zu einer Erfassung von Prozessen und (als) Verzicht auf die Vorstellung, das Wissen sei wie ein abschliessbares Gebäude (aus Bausteinen auf einem festen Fundament) aufzubauen, zugunsten des Bildes ‹eines Netzwerkes des Wissens›». Wer solche Gedankengänge zulässt, wer sie für sich selbst nachdenkt oder diese gar in Beziehung bringt mit dem eigenen Leben und dem Berufsalltag, kann feststellen, dass sie sich radikal von den gewohnten Vorstellungen unterscheiden.

Lineares Denken ist analytisch und auf das einzelne gerichtet. Es ist einer linearen «Kausalkette» verpflichtet, die einen definierbaren Anfang und ein ebenso definierbares Ende hat. Ursache und Wirkung entsprechen sich. Solches Denken hat natürlich in vielen Fällen seine Berechtigung, es genügt aber dort nicht, wo es um das Leben und um den lebendigen Menschen geht. Und es genügt auch nicht als Grundlage für die Behandlung und Pflege kranker Menschen, weil die Komplexität der Ebenen «Befund – Befinden – Befindlichkeit» und deren gegenseitige Wirkungsweisen eine zusammenhängende bzw. mehrdimensionale Perspektive verlangen.

Lineare Denkweisen (z.B. «Diagnose – Symptome – Therapie – Pflege – psychische Betreuung») gliedern die Vielschichtigkeit menschlicher Bedürfnisse bloss auf, ohne deren Komplexität gerecht zu werden.

Statt dessen ist ein *integrierendes, vernetztes Denken* notwendig. Gemeint ist ein Denken, das von grösseren Zusammenhängen ausgeht und das auch das Nichtmessbare, Nichtfassbare und oftmals nur schwer Definierbare berücksichtigt und in die Denkprozesse einbezieht; z.B. Befund *und* Befinden/Befindlichkeit, Technik *und* Mensch/Ethik, Patient *und* Pflegeperson/Angehörige, Handeln *und* Haltung/Sein, Probleme/Defizite *und* Ressourcen.

Auch die Weltprobleme, denen sich eine stets wachsende Weltbevölkerung gegenübersieht, können nicht mehr

länger monokausal bzw. linear gelöst werden. Vielmehr, so Frederic Vester, verlangt «deren Dichte des Zusammenlebens ebenso einschneidende Änderungen in ihrem Verhalten und ihren Organisationsformen (wie) den Schritt auf eine neue Kulturstufe».
Die Notwendigkeit einer neuen Denkweise beruht demzufolge auch darin, dass die Probleme und Fragestellungen «von einer neuen Dimension und Qualität sind, d.h. eine Charakteristik aufweisen, die sie grundsätzlich von früheren unterscheidet».
Die typischen Merkmale dieser uns heute betreffenden Situationen und Problemfelder wurden von den Wissenschaftlern mit Aussagen aus der Systemtheorie verbunden. Von dort stammen Begriffe wie Vernetztheit, Komplexität, Dynamik, Prozess, Rückkopplung usw. Da wir nun aber geschult und ausgerichtet sind auf ein lineares und duales Denken, fällt uns die Anwendung einer vernetzten Denkweise erfahrungsgemäss schwer; nicht weil wir dazu nicht in der Lage wären oder weil dies zu hohe intellektuelle Ansprüche stellen würde, sondern einfach, weil sie unseren Denkgewohnheiten widerspricht, gleichermassen zuwiderläuft.
In der Krankenpflege ist das prozesshafte Denken – z.B. das Pflegeprozessdenken – noch weitgehend ungewohnt und scheinbar unüberwindlich schwierig, weil das lineare Denken, verbunden mit einer grossen Autoritätsgläubigkeit gegenüber den Naturwissenschaften, das Produkt einer Ausbildung vieler Generationen von Schwestern und Pflegern ist.
Die so einverleibte Denkweise erscheint deshalb als die einzig richtige und logische. Da viele so denken, werden die einzelnen in ihrem Darin-verhaftet-Bleiben gestützt. Etwa nach dem Motto: Was viele denken, muss doch seine Richtigkeit haben. Und je länger jemand (oder gan-

ze Gruppen) in solch festen Denkformen lebt, denkt und handelt, desto grösser sind die Widerstände, die es zu überwinden gilt.

Es bedarf einer Entscheidung, Schritte auf mehr Ganzheitlichkeit hin zu wagen, weil sie das eigene Denken und das Wahrnehmen von anderen und von sich selbst reicher und erfüllter werden lässt. Nur – der Weg dahin kann ein langer sein, vor allem ist er gepflastert mit «Stolpersteinen»: Widerstand, Ablehnung, Boykottierung, innere Kündigung (Resignation) oder Unberührtheit (Distanzierung) usw.

Was ist ein systemisches Denken?

Die *Systemtheorie* (einschliesslich Kybernetik) ist eine junge Wissenschaft, entstanden um die Mitte des 20. Jahrhunderts. Sie ist gleichsam eine Antwort auf die Probleme, die sich aus einem neuen Weltbild und Weltverständnis ergeben haben.

Die *Kybernetik* (griech. kybernetes = der Steuermann) befasst sich mit der Steuerung, Regelung, Informationsübertragung und -verarbeitung dynamischer Systeme (z.B. Organismen), die vor allem in der Informatik, der Ökologie, auf allen Ebenen der Politik sowie in der Soziologie und Psychologie zur Anwendung kommen.

Kybernetisches Denken ist ein vernetztes Denken. Es stellt Zusammenhänge nicht mehr linear dar, entsprechend dem Ursache-Wirkung-Denken, sondern versucht, komplexe Zusammenhänge in ihrer Vielschichtigkeit der Beziehungen untereinander zu erfassen. Grundlegend dabei ist der Regelkreis bzw. das Modell der Rückkoppelung und Selbststeuerung (kybernetische Systeme). Kybernetisches Denken betrachtet demzufolge einen Gegenstand oder einen Vorgang nicht isoliert, sondern im Zusammenhang mit einem grösseren Ganzen, wodurch die Betrachtungsweise komplexer Systeme gegeben ist. Solche komplexen Systeme bestehen aus vielen Einzelteilen, die untereinander und zur Umwelt in Beziehung und in stetem Austausch stehen. Diese Wechselwirkung lässt sich leicht feststellen, wenn man z.b. an das biologische System der Temperaturregulierung denkt: Die Aufrechterhaltung des dynamischen Gleichgewichts, hier der normalen Körpertemperatur, ist immer auch Störungen unterworfen. Regulierung bedeutet nun, dass jede Abweichung von der Norm (z.B. sehr hohe Aussentemperatur) in das System gemeldet wird (Rückkoppelung), wodurch über Regelungsvorgänge (Regelkreise) Gegenkräfte mobilisiert werden (Anpassung). Bezogen auf das Beispiel der Temperaturregulierung bei hohen Aussentemperaturen ist es u.a. die Verdunstung von Flüssigkeit, das Schwitzen, das zur Abkühlung führt. Diese Regelungs- und Steuerungsvorgänge funktionieren natürlich nicht nur bei biologischen Systemen, sondern analog auch bei technischen und sozialen (typisch dafür sind die Kommunikationssysteme), wovon dann auch die Anwendungsbereiche abgeleitet werden können: Es sind dies z.B.

– die Nachrichtentechnik, die sich mit der Übertragung, Umwandlung und Speicherung akustischer und optischer Signale befasst;
– die Biokybernetik, die die physiologischen und biologischen Abläufe untersucht. Beispiele sind die Übertragung von Nervenimpulsen, die Verarbeitung von Reizen (z.B. von Schmerz) und die Regelung von Stoffwechselprozessen;
– die Soziokybernetik, die sich mit den Sozialstrukturen und den zwischenmenschlichen Beziehungen beschäftigt.

Bezug zur Krankenpflege

In der Krankenpflege laufen eine Vielzahl kybernetischer Prozesse ab, so z.B. der
- *Pflegeprozess.* Im systematischen Zugang zur Pflege jedes einzelnen Patienten: Erfassen von Problemen und Ressourcen, Planen der entsprechenden Ziele und Massnahmen, Beurteilen der Wirkung der Pflege.
- *Interaktionsprozess.* In den Wechselbeziehungen zwischen aufeinander ansprechenden Partnern, sei es in der Zweierbeziehung von Patient–Schwester, Pflegeperson–Arzt, Kollegin–Kollege usw. oder innerhalb von Gruppen, so beim Pflegegespräch, bei Mitarbeitersitzungen, Schulungsveranstaltungen usw.
- *Coping-Prozess.* In Strategien der gemeinsamen Suche nach Wegen der Bewältigung von Problemsituationen, Stress und Krankheit (to cope = bewältigen).

Hier – in den praktischen Bereichen der Pflege – müsste dieses primär wissenschaftlich fundierte Wissen in konkretes, verantwortliches Handeln umgesetzt werden. Denn *ganzheitliches Denken ist nur dann sinnvoll und vernünftig, wenn es sich als eine (notwendige) Vorstufe eines ganzheitlichen Handelns erweist, d.h. wenn die Umsetzung solcher neuen Denkweisen in entsprechendes verändertes Handeln gelingt.*

Wo nur das neue Denken Einzug hält, besteht die Gefahr, dass zwar Einsichten wachsen (d.h. man «wüsste, was jetzt zu tun wäre»), man aber steckenbleibt sowohl in der Kritik an alten Verhaltensweisen als auch im «Überstülpen»-Wollen von Theorien und didaktischen Konzepten, meist auch verknüpft mit Forderungen nach Massnahmen, die zu treffen sind, wie: Ab sofort machen wir Pflegeplanung. Wir kennen alle das Resultat! Wo nämlich neue Forderungen in die alten Vorstellungen fallen, erreichen sie ihr Ziel nicht, sondern schaffen im Gegenteil noch neue Schwierigkeiten und Probleme. Hierin liegt wohl auch einer der Gründe, warum es das Pflegeprozessdenken und dessen praktische Umsetzung in die Pflegeplanung so schwer haben.

Das notwendige Bindeglied zwischen einer Neuorientierung des Denkens und dem praktischen Handeln ist eine brauchbare Umsetzungsstrategie (im Sinne einer Problemlösungsstrategie), die konsequent nach den notwendigen Veränderungsschritten auf *allen* Ebenen fragt.

Konkret bezogen auf eine ganzheitliche Pflegeplanung würde das bedeuten, dass Befinden/Befindlichkeit und Befund im Zusammenhang gesehen und im Austausch mit dem Patienten interpretiert werden, um mit ihm zusammen Wege der Bewältigung zu suchen. Es geht also darum, pflegerisches und medizinisches Wissen zu verbinden, und es geht darum, das so schwer fassbare «Humane» mit zu sehen und mit zu berücksichtigen.

Dieses Vorgehen ist dann in sich selbst schon ein Mittel, um ganzheitliches Denken einzuüben, und es ist ein Feld, in dem ganzheitliches Handeln sich als akzeptable Praxis-Wirklichkeit in konkretes Tun umsetzen lässt.

Vernetztes Denken als Grundlage für eine ganzheitliche Pflege bleibt nur so lange eine «Utopie für ein paar nostalgische Spinner», bis diese Arbeit zu einer Erfahrung und erfolgversprechenden Vorgehensweise auf breiter Ebene wird (in Theorie und Praxis, in der Schule und im Krankenhaus).

«Nichts Neues geschieht, ausser man tut es», das ist eine alte Weisheit; dazufügen möchte ich: Nichts Neues geschieht, wenn man ihm nicht Zeit lässt, und vor allem, wenn man den dabei betroffenen Menschen nicht Zeit lässt, die Veränderung nachzuvollziehen.

Menschen – soziale Systeme überhaupt – sind keine Maschinen, die man exakt programmieren kann, damit sie das tun, was wir wollen. Auch kann man Prozesse nicht «machen», man kann nicht auf Knopfdruck gleichsam etwas Neues haben wollen. Was aber dann? Was sind brauchbare Wege des Umsetzens von Neuerungen, die doch eigentlich vernünftig sind und die im praktischen Handeln doch anwendbar sein müssten?

Der Weg vom Denken zum Handeln

In «Anleitung zum ganzheitlichen Denken und Handeln» (Ulrich/Probst) lese ich:
«Man muss davon ausgehen, dass in unserer Gesellschaft Wissenschaft und Praxis keine voneinander isolierbaren Bereiche sind, sondern in enger Wechselwirkung miteinander verbunden sind. Theoretische Erkenntnisse, und seien sie noch so abstrakt und praxisfern formuliert, werden laufend in technisch Machbares umgesetzt. Die hochtheoretische Atomphysik führt zur Atombombe, zu Kernkraftwerken und zu medizintechnischen Apparaten, die Chemie zur Revolutionierung der Landwirtschaft, die Kommunikations- und Informationstheorie zur Informationsgesellschaft, die Mikrobiologie zur Gentechnologie usw. Aber auch das Umgekehrte ist wahr: Probleme der Praxis führen immer wieder zu neuen Anstössen an die Wissenschaft, nach Erkenntnissen zu suchen, die für bessere Problemlösungen in der Praxis nutzbar gemacht werden können.
Aber auch in bezug auf Perspektiven, Denkweisen und Problemlösungsmethoden bestehen solche Wechselwirkungen zwischen Wissenschaft und Praxis. Einerseits sind die Paradigmen, Weltbilder und Problemstellungen der Wissenschaft mehr, als viele Wissenschaftler glauben, vom jewels in einer Gesellschaft herrschenden ‹Zeitgeist›

geprägt, und andererseits dringt die wissenschaftliche Art und Weise des Denkens auf vielen Kanälen in die Praxis und in den Alltag ein. Es sind vor allem die Schulen, von der Elementarschule bis zur Berufsschule und zur Universität, die diese Denkweise direkt und indirekt verbreiten und damit auch das wesentlich beeinflussen, was jeweils als gesunder Menschenverstand bezeichnet wird.»
So weit – so gut! Tatsache ist aber, dass sich diese neuen wissenschaftlichen Denkweisen nur langsam in Praxis und Leben durchsetzen. Dies trifft insbesondere in unserem Fall zu, wo die Krankenpflege im Begriff steht, nach langer Tradition der Anlehnung an naturwissenschaftliches Denken und an die Autorität statushöherer Berufsgruppen, ohne bisherige eigene Zielsetzung, sich auszuweiten und wo sie übernommene Denkweisen zu relativieren beginnt, Denkweisen, deren Regeln zu selbstverständlichen internalisierten Anforderungen an das praktische Denken und Handeln geworden sind. Diese Fragen scheinen allzu vielen berechtigt:
– Wozu sollen wir das aufgeben, was uns bis heute geleitet hat?
– War denn alles falsch, was wir bis jetzt gedacht und getan haben?
– Nimmt uns dieses Neue nicht einfach nur Zeit? Zeit, die wir nicht haben, schon gar nicht für dieses Neue.
Solche Fragen sind stets Ausdruck von echten und ernst zu nehmenden Gefühlen, in denen der Anspruch nach tiefgreifenden Veränderungen so etwas wie ein Chaos ausgelöst hat.
Zwei mögliche Lösungswege sind:

Aus- und Weiterbildung
Wenn wir davon ausgehen, dass Menschen keine Maschinen sind, muss die Vorstellung, dass man Neue-

rungen «machen», bzw. dass man z.B. Pflegeplanung «verordnen» kann, aufgegeben werden. Das Neue muss zuerst zum «eigenen Bild», d.h. zur eigenen Vorstellungsweise werden; man könnte auch sagen, es muss ein-gebildet werden. Bild und Bildung entsprechen sich.
Damit wird klar, dass die Bildung, in diesem Fall konkret die Aus- und Weiterbildung, dem Einführen von Veränderungen und Neuerungen vorangehen bzw. sie begleiten und fördern muss: Die Pflanze/der Baum muss zuerst wachsen, bevor wir davon Blumen/Früchte ernten können. Oft fehlt uns dafür die Geduld oder auch das Geld, z.B. für eine entsprechende Experten- oder Beratungsstelle und/oder für die notwendige Praxisbegleitung. Hier zu sparen, oder diese Ausgaben schon gar nicht ernsthaft postulieren zu wollen, würde das Projekt sicher zum Scheitern bringen.
Diese Forderung nach Bildung, Beratung und Begleitung auf dem Weg zur Einführung und Umsetzung von Neuerungen beschreiben Ulrich und Probst als «ein Kultivieren oder ein kontinuierliches Pflegen, Betreuen und Verbessern».
Ich fühle mich dabei angesprochen. Das Wort «Pflege» ist eng verwandt mit «Kultur» (lat. colere = kultivieren, sorgen, pflegen); mit anderen Worten, «sich über lange Zeit mit etwas abgeben» und «pfleglich» (sorgsam) damit umgehen. Dies trifft auch zu in bezug auf die notwendigen Massnahmen, die im Zuge von Umdenkprozessen anstehen, insbesondere aber in bezug auf die Menschen, die davon betroffen sind. Wir müssen auch «pfleglich mit uns selbst umgehen», denn (und damit bin ich beim zweiten Lösungsweg angelangt) wir sind in solchen Situationen äusserst störanfällig und darum pflegebedürftig.

Persönlichkeitsentwicklung
Der Anspruch nach Veränderung bedroht das Gewohnte und löst so etwas wie eine Krise, gelegentlich auch Chaos, aus. Die Erfahrung lehrt uns, dass auch Chaos sich als fruchtbar erweisen kann, sofern wir ihm angemessen begegnen.
Das Chaos, so lesen wir schon in der Bibel («am Anfang war die Erde wüst und leer»), ist immer auch ein Anfang. Im Sinne der Pflege ist es der Anfang der Suche nach einer anderen Ordnung, der Suche nach Methoden und Strategien, die besser den heutigen Problemen und Aufgaben entsprechen, als die alten es tun.
Die Erfahrung, dass am Alten gerüttelt wird, löst vorerst ein Gefühl der Verwirrung und Unsicherheit aus, nämlich emotionalen Rückzug und Distanzierung, die Hand in Hand gehen mit dem «Jetzt-erst-recht»-Festhalten an der althergebrachten Ordnung und Gewohnheit.
Im Wahrnehmen und Umgehen damit liegt zwar zuerst eine Not, aber es wächst auch eine neue Sensibilität des Wahrnehmens, in deren Folge wir unseren Standpunkt differenzierter sehen und diesen im Hinblick auf seine Relevanz (Brauchbarkeit im Heute und in der Zukunft) für uns selbst, für unsere eigene Persönlichkeit sowie auch für unser Berufsverständnis prüfen können. Auf diese Weise erweitern wir unser Selbstbild, gestalten es vielschichtiger und entwickeln auch ein Mehr an Professionalität.
Dabei wird klar, dass die berufliche Weiterbildung im Sinne von Information und Begleitung der sachlichen Problemlösungsstrategien nicht genügt, weil auch der Mensch in seinem Menschsein mitbetroffen ist. Wo dieser auf der Strecke bleibt, der Mensch also die Fähigkeit verliert (oder gar nicht entwickeln kann), das, was in ihm und um ihn herum abläuft, zu spüren und einzuordnen,

kann er nicht befriedigend agieren. Ja er kann das Neue gar nicht mit sich selbst in Beziehung bringen. Er muss es abspalten und wie alles Abgespaltene ablehnen und bekämpfen.

Hier könnte die Supervision einsetzen. Ihre Aufgabe müsste es sein, den von den anstehenden Veränderungsprozessen betroffenen Menschen begleitende Hilfe anzubieten, damit sie besser wahrnehmen und einordnen können, was in ihnen und um sie herum geschieht. Mit anderen Worten: Es geht darum, die Sensibilität als lebensnotwendiges Instrument zu fördern und auf diese Weise die natürliche Flexibilität der Persönlichkeit wiederherzustellen. C. G. Jung formuliert dieses gleichsam therapeutische Ziel als «die Hervorbringung eines Zustandes (....), wo nichts mehr für gegeben und hoffnungslos versteinert ist, eines Zustandes der Flüssigkeit, der Veränderung und des Werdens». Jung fährt dann fort in der Beschreibung dieses Integrationsprozesses: Am Ende entdeckt der Betroffene, dass er «ein mehr abgerundeter und vollständigerer Mensch ist (...). Das bedeutet aber, dass allerhand in den Umfang der Persönlichkeit aufgenommen werden muss, was ihm jetzt noch unmöglich erscheint», auch das, was er bis anhin ablehnen zu müssen meinte.

Jungs Aussage nach wird jeder Veränderungs- und Integrationsprozess durch den innersten Kern der Persönlichkeit, dem Ort, wo das Selbstbild sich formt und bildet, beeinflusst. Wo es gelingt, das in der Vergangenheit gewordene Selbstbild zu erweitern, werden sich neue Fähigkeiten entwickeln, die schliesslich vom Individuum und von Gruppen integriert werden können. In diesem Licht betrachtet, kann das, was Irritation bis hin zum Gefühlschaos ausgelöst hat, zu einer Bereicherung, ja zum wichtigsten Motor des Umgehens mit Veränderungen werden: *Wir selbst werden dabei ganzheitlicher.* Und dies, so meine ich, ist die wichtigste Voraussetzung für das, was ich in der zweiten These ansprechen werde: die ganzheitliche Pflege.

Abschliessend einige Kernsätze, die der Überlegung wert sind:

– Denken steht vor dem Handeln. Umdenken vor dem Einführen von Neuerungen. Ganzheitliches Denken vor ganzheitlichem Handeln.
– Vernetztes Denken meint «in Beziehung setzen», ein Denken in grösseren Zusammenhängen.
– Pflegeprozessdenken muss eingeübt und integriert sein, bevor die Instrumente (Pflegeplanung) in der Praxis umgesetzt werden können.
– Neues Denken fordert den ganzen Menschen und verlangt eine neue Flexibilität der Persönlichkeit (die nicht von selber wird).

Literatur

Capra, F.: Wendezeit. Scherz, Berlin/München 1984
Jung, C. G.: Gesammelte Werke, Bd. XVI. Walter, Olten 1984
Jung, C. G.: Gesammelte Werke, Bd. XVII. Walter, Olten 1984
Poletti, R.: Wege zur ganzheitlichen Krankenpflege. Recom, Basel 1987
Ulrich, H., G. J. B. Probst: Anleitung zum ganzheitlichen Denken und Handeln. Haupt, Bern und Stuttgart 1988
Vester, F.: Leitmotiv vernetzten Denkens für einen besseren Umgang mit der Welt. Heyne, München 1988
Vester, F.: Neuland des Denkens. dtv, München 1984
von Weizsäcker, C. F.: Die Zeit drängt. Hanser, München 1986
Wieland-Burston, J.: Chaotische Gefühle. Kreuz, Stuttgart 1988

These 2

> Das Weltbild wird als Ganzes gesehen, wobei das Ganze immer mehr ist als die Summe seiner Teile; das gleiche gilt natürlich auch für jedes Subsystem.

Ganzheitliches Denken und Handeln

Der Mensch ist selbst eine Ganzheit,
ist Teil der Natur und von kulturellen
Ganzheiten; und ist das Wesen auf der
Suche nach Sinn.
                    Viktor E. Frankl

Ganzheit ist ein vielschichtiger Begriff, und er lässt sich nur schwer einfangen. Wissenschaftlich kann er zurückgeführt werden auf den Begriff «System», der an der Basis des systemischen Denkens steht (vgl. These 1). Eine einfache Definition eines Systems lautet (nach Ulrich/Probst): «Ein System ist ein aus Teilen bestehendes Ganzes»; und weiter: «Wenn wir von einem Ganzen sprechen, so meinen wir damit etwas, das nach aussen abgrenzbar, von andern ‹Dingen› unterscheidbar ist, aber gleichzeitig auch, dass es im Innern aus unterscheidbaren Teilen besteht, also nicht eine nicht mehr analysierbare Einheit darstellt. Der Ausdruck ‹Teil› weist umgekehrt darauf hin, dass es sich beim so Bezeichneten nicht um das Ganze handelt, sondern um etwas, was zu einem grösseren, umfassenderen Ganzen gehört.»
In dieser Definition enthalten sind auch all jene Aussagen, die unterdessen allgemein bekannt und schon fast zu Schlagworten geworden sind:

- Das Ganze ist mehr als die Summe seiner Teile;
- das Ganze steht über den Teilen;
- Systeme sind dynamische Ganzheiten, sie bestehen aus Teilen, die miteinander verknüpft sind und aufeinander einwirken.

Der Begriff «Ganzheit» ist nicht nur mit jenem des Systems verknüpft, sondern auch mit Begriffen wie «Gestalt» und «Struktur». In all diesen Begriffen wird etwas Ganzes, etwas Gesamthaftes oder etwas Zusammenhängendes ausgesagt. Und ihnen allen ist gemeinsam, dass sie sich an einem «Übergreifenden-ganzheitlich-Zusammenhängenden» orientieren, wie

- der Ganzheit des Menschen;
- der menschlichen Gestalt;
- den Strukturen des Lebendigen (der Zellen, der Organe, der Organsysteme).

Gerade bei diesen drei Ganzheiten wird sichtbar, dass ein Ganzes mehr ist als die Summe seiner Teile und dass

- Ganzheit nicht verwechselbar ist mit etwas Abgeschlossenem, Homogenem, Einheitlich-Wahrnehmbarem. Der gesamtheitliche Charakter zeigt sich vielmehr in Eigenschaften, die an keinem der isolierten Teile vorzufinden sind, z.B. dem Ausdruck des Gesichts, dem Befinden eines Menschen in einer schwierigen Lebenssituation, in einer schweren Krankheit, im Leiden wie auch in der Freude usw.;
- die Gestalt die innerhalb des Ganzen herrschende Ordnung in den Mittelpunkt ihrer Betrachtung stellt und die in der Dynamik der Ganzheit sich ergebenden Eigenschaften beschreibt, z.B. die Einfachheit der Gestalt, die regelmässige Formung;
- Strukturen den Aufbau und die Anordnung der Teile und Glieder eines Ganzen beschreiben, einschliesslich deren Verhältnis zueinander: die Struktur eines Mole-

küls, eines Kristalls, eines Knochens oder die Struktur des «Aufbaus einer Person», schliesslich die Struktur einer Gesellschaft usw.
Ein weiterer Begriff, der im Zusammenhang mit der Ganzheit gebraucht wird, ist *Holismus*. Holismus wird als «Theorie von der Ganzheit» definiert (griech. holos = ganz, unversehrt, heil). Dieser neuere Ausdruck wurde von Jan Smuts geprägt. Er wollte damit aussagen, dass alle Lebensphänomene im Gegensatz zum Mechanizismus aus einem ganzheitlichen, metabiologischen Prinzip, aus einer entelechialen (die eigene Form verwirklichenden) Ganzheit abzuleiten seien. Analog zum Gestalt- und Strukturbegriff wird hier Ganzheit beschrieben im Sinne einer einzigartigen Struktur, die, bezogen auf den Menschen, nicht auf die Summe anatomisch-physiologischer Teile reduziert werden kann.
Eine holistische Auffassung orientiert sich weiterhin
– am Denken in übergreifenden Zusammenhängen,
– an der Integration der Vielfalt und
– an der Einheit in der Mannigfaltigkeit.
Darin liegt denn auch eine wichtige Verbindung zur Krankenpflege.

Ganzheit und Gesundheit

Eine holistische (ganzheitliche) Pflegeauffassung basiert auf einem Gesundheitsverständnis, das davon ausgeht, dass der Mensch ein dynamisches Ganzes ist, nie ein endgültig festgelegtes und festgefügtes. Die Gesundheit wird in dieser Auffassung definiert als ein «Zustand des Wohlbefindens, basierend auf einem dynamischen Gleichgewicht zwischen allen Aspekten eines Menschen und demjenigen zwischen diesem und seiner Umwelt»

(Poletti). Oder, um eine andere Definition heranzuziehen: «Gesundheit zeigt an, wo wir gerade sind; sie ist das Mass unserer Lebenskraft» (Baumann). Dieses Gleichgewicht als Lebenskraft und Mass unserer Gesundheit ist insofern nicht etwas Schicksalhaftes, dem wir auf Gedeih und Verderb ausgesetzt sind. Wir können es beeinflussen, seine Regelsysteme stärken oder nach Bedarf stützen. Hier ist Gesundheit eng verknüpft mit der Selbstsorge und der Selbstpflege, deren grundlegendes Konzept die Verantwortlichkeit ist, sowohl des einzelnen wie einer Gesellschaft als Ganzes. Baumann sagt weiter: «Geht es uns nicht gut, so fühlen wir uns lustlos, ohne inneren Antrieb und in ausgetretenen Wegen festgefahren. Bestimmte Teile unseres Systems sind überstrapaziert, und es wird offenkundig, dass wir aus dem Gleichgewicht sind. Wenn ein Teil leidet, spürt es der ganze Körper. Das ist dann unsere Gelegenheit zu Selbstbeobachtung und Einsicht – wir können lernen, unsere Verhaltensmuster zu durchschauen und aufzudecken, wo wir uns selbst und andere vernachlässigt haben. Wahres Heilen bekräftigt stets die Ganzheit und Heiligkeit des Lebens. Alle Praktiken sind wertvoll, sofern sie als Hilfen zur Selbstverwirklichung (gemeint als Selbstverantwortung dem Leben, dem eigenen Gesundsein und dem Wachsen/Reifen gegenüber [Anmerkung der Autorin]) erkannt werden. Wenn wir anfangen, uns selbst zu erforschen, und lernen, unsere eigenen Bedürfnisse wahrzunehmen, so wird sich bald unsere Fähigkeit entwickeln, die richtigen Praktiken zur Befriedigung dieser Bedürfnisse auszuwählen.»

Ganzheit und Krankenpflege

Aus dem oben Gesagten wird auch der Zusammenhang klar zwischen den Grundsätzen holistischen Denkens im Hinblick auf die Pflege selbst:
– dem Denken in übergreifenden Zusammenhängen,
– der Integration der Vielfalt und
– der Einheit in der Mannigfaltigkeit.

Das Denken in übergreifenden Zusammenhängen
Mit diesem Grundsatz wird einer der häufigsten Fehlinterpretationen von ganzheitlicher Pflege eine Absage erteilt. Wer in übergreifenden Zusammenhängen denkt, wird nicht der Idee verfallen, sie/er sei allein und ganz für den Patienten zuständig, und diesen sogar als «meinen Patienten» bezeichnen. Ganzheitliche Pflege ist nicht eine Pflege in Eigenregie, die den Patienten «ganz und total» betreuen möchte, ohne zu bedenken, dass dieser dabei hilflos und von einer «übermächtigen, allgegenwärtigen und allwissenden Schwester» abhängig wird und diese selbst über kurz oder lang am «Helfersyndrom» leidend zusammenbricht oder/und «ausbrennt». Wer so, «mit Haut und Haaren» pflegt (wie mir eine Kollegin ihren Einsatz einmal schilderte), muss nicht überrascht sein, wenn sie/er eines Tages «nicht mehr kann».
Auch die «christliche Krankenpflege», die Werte wie «Nächstenliebe» und «Dienst am Menschen» auch heute noch als ein existentiell menschliches Gut betrachtet, das es zu bewahren gilt, darf nicht mit einer Pflege verwechselt werden, in der «weibliche Liebestätigkeit», umsonst und diffus, ungefragt und oftmals unerwünscht einem anderen aufgedrängt wird. Wer dies fordert, hat vergessen – oder nie wahrgenommen –, dass eines der

wichtigsten Kriterien des Christentums die Verantwortlichkeit und Mündigkeit des Menschen ist. Wer ganzheitliche Pflege gleichsetzt mit unmündig und abhängig machen, mit unkritischem Dasein für andere oder mit einer individualistischen, unprofessionellen Helfermentalität, sei es als Kritiker oder als Verfechter, hat nichts verstanden von der Ganzheit und steht ausserhalb des Denkens in grösseren Zusammenhängen.

Eine weitere Fehlinterpretation geschieht oftmals auch durch ein fatalistisches, im medizinischen System verhaftetes Entweder-oder-Denken. Ein Beispiel: Die Verantwortlichen eines Akutkrankenhauses werden mit Recht sagen, dass ihre primäre Verantwortung darin liegt, die Versorgung der Patienten bei Notfällen, nach Operationen sowie während akuter Krankheit zu gewährleisten, und dass dabei die medizinische Komponente – also die Diagnostik und die Therapie – für die Pflege bestimmend sei. Soweit stimmt das auch. Wo sie diese Aussage aber verbinden mit der Annahme, dass diese Pflege den Ansprüchen der Ganzheit nicht gerecht werden kann, unterliegen sie dem typischen Denkfehler kausalen Denkens, als ob das eine das andere ausschliessen würde, als ob es die medizinischen Ansprüche ohne den dabei betroffenen Menschen gäbe bzw. geben dürfte.

Kausales Denken hilft hier nicht weiter, wohl aber das Einüben einer ganzheitlichen Denkweise. Das bedeutet dann z. B., dass nach wie vor der Befund (der medizinische Aspekt) seinen Platz hat wie auch die exakten Vorgaben von Richtlinien und Bestimmungen, die aus der medizinischen Intervention abgeleitet werden. Aber eben nicht nur! Auch im Akutkrankenhaus genügt es nicht, die Patienten in chirurgische und medizinische Patienten, in Intensiv-, Akut- und Chronischkranke zu unterteilen und die Pflege entsprechend zu kategorisieren (eben kausal! wenn – dann). Dies deshalb, weil damit über das Befinden und die Befindlichkeit, d.h. über die existentiell-menschlichen Probleme dieses von Krankheit betroffenen Menschen, wie z.b. über Ängste, Abhängigkeit, Unsicherheit, Leiden, überhaupt nichts ausgesagt wird. Es sind dies jene Aspekte, die medizinisch kaum definiert werden können und die sich kausal, weil nicht mess- und qualifizierbar, nicht erfassen lassen. Sie fordern ein Denken in übergreifenden Zusammenhängen bzw. eine integrative – eben ganzheitlichere – Betrachtungsweise. Genau hier und nirgends sonst setzt die Perspektive einer ganzheitlichen Pflege ein, einer Pflege also, die nicht kausal auf die Medizin ausgerichtet und am Befund verhaftet bleibt, sondern einer Pflege, die sich am individuellen Menschen, an seinen Bedürfnissen und seinem Befinden orientiert, die gleichwertig neben der Medizin steht und die auch dann noch wirksam und sinnvoll ist, wenn die Medizin nichts (mehr) tun kann.

Was also ist ganzheitliche Pflege? Ich möchte in diesem Zusammenhang auf den sehr fundierten und kritischen Beitrag von Martha Meier über «Die Bedeutung des Begriffs der Ganzheitlichkeit in der Pflege bei verschiedenen Autoren» hinweisen (s. Literatur, S. 78). Es ist ihr gelungen, in das Gewirr der unterdessen recht grossen Kontroverse Ordnung zu bringen sowie Synonyme, z.B. «patientenorientierte Pflege», «integrale Pflege», ins rechte Licht zu rücken, also auch darauf hinzuweisen, wo die Begriffe zu einseitig gesehen oder gar kontraproduktiv interpretiert werden.

Die Integration der Vielfalt

Dies ist ein weiteres wichtiges Element der ganzheitlichen Pflege. Martha Meier schreibt dazu im obenerwähnten Artikel:

«Durch die Kampagne der WGO (Weltgesundheitsorganisation) für ‹Gesundheit 2000› ist gegenwärtig eine Bewusstseinsveränderung bei Politikern, in Berufskreisen, bei der Bevölkerung in Europa im Gange, die den Anliegen der ganzheitlichen Pflege entgegenkommt.
Die WGO drückte in ihren Zielen für die ‹Gesundheit 2000› (1986) aus, dass sie die Unnatürlichkeit der heutigen Gesundheitspolitik und Spitzenmedizin in Europa erkannt hat, und fordert die Rückverlegung der Gesundheitsversorgung (Gesundheitserhaltung und -förderung, Krankheitsverhütung, Pflege von Erkrankten, Betreuung von Langzeitbehinderten, Betagten und Sterbenden) in die Bevölkerung, ins natürliche Lebensmilieu. Das Krankenhaus mit seinen spezialisierten technischen Einrichtungen soll für akute Episoden reserviert sein. Das hat eine entsprechende Veränderung der Gesundheitspolitik und der Verteilung der Finanzen zur Folge.
Diese Entwicklung ist eine Chance für die Pflege. In der ‹primären Gesundheitsversorgung› wird wieder Platz sein für ganzheitliche Pflege, die alle Lebensbereiche und Lebensäusserungen des Menschen umfasst. Diese Art von Pflege wird von der WGO als neue berufliche Rolle der Krankenschwester gesehen, für die sie aus- und weitergebildet werden soll (WGO, 1988). Sie wird nicht mehr nur Ausführende sein, sondern eigenständig tätig sein.»
Hier wird ganzheitliche Pflege als die Pflege der Zukunft beschrieben. Ihre Verwirklichung setzt natürlich einige Grundlagen voraus, sowohl bei den Pflegenden selbst als auch bei der Bevölkerung.
Bei der Bevölkerung:
– *Verändertes Gesundheitsverhalten:* Bereitschaft für eigenverantwortliche Selbstsorge und Selbstpflege (präventives Denken).

- *Soziales Bewusstsein:* Bereitschaft zu gegenseitiger nachbarlicher Hilfe (soziales Denken).
- *Umweltbewusstsein:* Bereitschaft für eine grössere Mitverantwortung für die Welt als Ganzes (ökologisches Denken).

Dass es Ansätze gibt, ist nicht zu übersehen. Zu erwähnen wären die grössere und weiter zunehmende Nachfrage nach natürlichen Heilmethoden, verbunden mit einem wachsenden Interesse an Gesundheitsfragen, die weltweiten Organisationen verschiedenster Selbsthilfegruppen, das neue Engagement vieler in Quartiervereinen, in der Laienhilfe sowie in den Umweltschutzorganisationen usw. Bleibt zu hoffen, dass diese Ansätze zunehmend auch von den zuständigen Politikern mitgetragen, ja vorangetrieben werden.

Bei den Pflegenden:

Hier ist längst so etwas wie eine «sanfte Revolution» im Gange. Es zeichnet sich gleichsam eine Emanzipation ab: der Schritt nämlich von der arztabhängigen, ausführenden Hilfsperson zu einer entscheidungsaktiven, eigenständigen und flexiblen Rollenträgerin (bzw. Rollenträger), die ihren Platz nicht mehr länger im Hinblick auf die Medizin sucht, sondern sich als vollwertigen Teil einer Berufsgruppe innerhalb des Gesundheitssystems wahrnimmt und definiert. Das veränderte Pflegebewusstsein zeigt viele Gesichter und Strebungen. So z. B. als:

- *Hinführung und Stützung der gesunden Lebensführung und der Selbstpflege,* verbunden mit der Schulung in der Selbstverantwortung für die eigene Gesundheit (primäre Prävention).
- *Mitarbeit bei der Beherrschung und Beseitigung von Risikofaktoren,* d. h. all jener Faktoren die zur Krankheitsentstehung beitragen. Zu erwähnen wären z. B.

die Zusammenhänge zwischen Rauchen und Bronchitis oder zwischen bestimmten sozialen Bedingungen und Blutdrucksteigerung (sekundäre Prävention);
- *Therapeutische oder auch rehabilitative Begleitung in Krankheit* als eine unausweichliche Notwendigkeit «im herannahenden Zeitalter des Chronischkranken» (Schipperges). Wir müssen uns mit dem im Zuge vernetzten Denkens entwickelten Coping-Verfahren im Umgang mit Krankheit vertraut machen, um sie dort einzusetzen, wo es gilt, Menschen in ihrem Kranksein – Leben trotz und mit Krankheit oder Behinderung – stützend zu begleiten (tertiäre Prävention).
- *Förderung und Aktivierung der Gesundheitsressourcen* sowohl der Selbstheilungs- und Selbstregulierungssysteme (Eigenkräfte des Menschen) als auch der Möglichkeiten, Kräfte und Mittel seiner gesamten Lebenswelt (humanökologischer Bereich).
- *Integration von alternativen Heilmethoden.* Hier geht es um das Prüfen und Unterscheiden von Praktiken und Anwendungen aus dem Bereich der Naturheilmittel und der Lebensgestaltung. Als Beispiele erwähne ich einige eigenständige Ansätze der Pflege im Bereich der Aktivitäten des täglichen Lebens (ATL): heilende Wickel, Vibrationen, Einreibungen, Massagen und Entspannung, gesündere Lebensgestaltung usw.
- *Offenheit für neue Ansätze in der Pflege,* die der ganzheitlichen Denkweise entgegenkommen bzw. aus ihr wachsen, so z.B.
  - die Übergangspflege bei Langzeitpatienten und Betagten (Böhm);
  - die ökologische Pflege (Kopp);
  - die palliative Pflege und die Rückbesinnung auf den Hospizgedanken (in Anlehnung an die Erfahrungen in den USA und in Grossbritannien).

Solche Entwicklungen (es gibt noch viele andere, die ich hier nicht erwähnt habe) zeigen, dass eine «ganzheitliche Pflege» bereits Gestalt angenommen hat.
Aber: man muss sie sehen! Vor allem darf man diese Entwicklung nicht in ein Schema pressen wollen, so als ob man Ganzheitlichkeit ein für allemal definieren könnte oder gar müsste.
Ganzheitlichkeit bedeutet auch Dynamik und Veränderung – und die Krankenpflege ist im Wandel begriffen. Diese Wandlung wird dann auf Zukunft hin tragend sein, wenn sie sich den aktuellen gesellschaftlichen Problemen stellt, sich den sich anbietenden Möglichkeiten öffnet und nicht fixiert bleibt auf Bestehendes. Vor allem aber, wenn sie nicht davor zurückschreckt, Neues und Ungewohntes auszuprobieren.

Die Einheit in der Mannigfaltigkeit
Gerade dieser zuletzt erwähnte Aspekt, das Ausprobieren und Zulassen von neuen Praktiken, Methoden und Strategien, kann vielerorts Ängste auslösen. Auch daran ist eine Fehlinterpretation von ganzheitlicher Pflege massgeblich mitbeteiligt. Es sind Annahmen, wie «Alles muss exakt absehbar sein», «Alle müssen alles ganz genau gleich machen» (natürlich möglichst so, wie ich es haben will!) oder «Krankenpflege ist ein für allemal definiert und von den Ärzten abgesegnet; wer etwas anderes sagt, ist ein Utopist (oder was auch immer)».
Die Mannigfaltigkeit als Merkmal ganzheitlicher Pflege ist jene Grundlage, auf der die Kreativität, der Geistesblitz und die Intuition ihren Platz wieder finden – letztlich die Kunst in der Krankenpflege. Denn:
«Vision, Intuition, Traum und Ahnung sind offensichtlich menschliche Fähigkeiten der Welterforschung, die dem exakten Denken keineswegs unterlegen sind.

Zur Ganzheit gehört, dass diese Fähigkeiten nicht länger als nebensächlich angesehen werden, sondern als Wege zur Erkenntnis und Aktivierung der Kräfte (Ressourcen) ernstgenommen werden. Dabei geht es nicht darum, anstelle des Alten etwas Neues zu setzen, sondern das Alte in ein grösseres Ganzes einzubeziehen, in dem jedes seinen Platz hat» (Wöller).
Eines ist sicher und zeigt sich weltweit: Mehr als je zuvor sind eine dem Ganzen entsprechende Pflege und ein menschliches Krankenhaus in unserer heutigen technischen Welt gefragt. Das fordert nebst gut fundiertem Fachwissen und technischem Können ein hohes Mass an sozialen und kommunikativen Fähigkeiten auf der einen und mehr Menschlichkeit, mehr Einfühlungsvermögen und Gemütswerte auf der andern Seite. Die entsprechenden Kurzwörter dafür sind auch bereits gefunden: «High-Tech», «High-Touch».
Solche Begriffe sind typische Trendwörter, sie zeigen eine Richtung auf. Der Trend geht eindeutig hin zur Befindenspflege (analog zur medizinisch orientierten Befundpflege), zu einer Pflege, die an den menschlichen Bedürfnissen und am Befinden orientiert ist und hinführt zur selbständigen und geplanten Pflege; zu mehr Gesundheitspflege, zu mehr «Ganzheit» sowohl für die Patienten wie für die Pflegenden selbst. Diese Entwicklung ist gleichzeitig auch mehr als ein Trend, sie ist ein unausweichliches Erfordernis der Zeit und einer Gesellschaft, in der
- die zunehmende Zahl der alten Menschen mehr noch eine Herausforderung an die Pflege sein wird als an die Medizin;
- die chronischen Krankheiten zunehmen, wie auch die Mehrfachleidenden und die schwerst Pflegebedürftigen. Eine medizinisch orientierte Pflege kann dieser Situation niemals gerecht werden, wohl aber eine Pfle-

ge, die den Menschen als Ganzheit und nicht als Träger einer Krankheit sieht.

Zusammenfassend möchte ich die Grundannahmen und Grundvorstellungen einer ganzheitlichen Perspektive, wie ich sie bei Ulrich/Probst finde, anführen. Vielleicht haben Sie Lust, die einzelnen Sätze (die von der ganzheitlichen Art und Weise, die Dinge wahrzunehmen und die Aussenwelt zu verstehen, sprechen) für sich selbst (oder in Gruppen) zu reflektieren, um sie mit dem eigenen Bild von der Welt, vom Menschen und von dem sozialen Eingebundensein in Beziehung zu bringen. Denn es ist klar, dass die Grundlage ganzheitlichen Denkens und die Grundlage einer ganzheitlichen Krankenpflege – das Menschenbild und das Weltbild – ebenfalls ganzheitlich sein müssen. Darüber werden wir in der nächsten These nachdenken.

Merksätze:

Die Welt...
– ist dynamisch, komplex, zirkulär vernetzt, sich selbst organisierend und lenkend;
– weist Ordnungsmuster auf;
– besteht aus miteinander verknüpften Ganzheiten verschiedener Ordnung.

Der Mensch...
– ist selbst eine Ganzheit;
– ist Teil der Natur und von kulturellen Ganzheiten;
– ist «das Wesen auf der Suche nach Sinn» (Frankl).

Gesellschaftliche Institutionen...
– sind kulturelle Ganzheiten höherer Ordnung;
– sind Teil von Natur und Gesellschaft;

- sind unvollkommene Nachbildungen natürlicher, lebensfähiger Systeme;
- weisen eine werthafte, sinngebende Dimension auf.

Literatur

Baumann, E.: Ganzheit und Gesundheit. In: Das Buch der ganzheitlichen Gesundheit. Hrsg.: Berkeley Holistic Health Center. Scherz, München 1982
Frankl, V. E.: Der Wille zum Sinn. Huber, Bern 1972
Juchli, L.: Heilen durch Wiederentdecken der Ganzheit, 3. Aufl. Kreuz, Stuttgart 1985
Juchli, L.: Krankenpflege. Praxis und Theorie der Gesundheitsförderung und Pflege Kranker, 5. Aufl. Thieme, Stuttgart 1987
Juchli, L.: Sein und Handeln, 3. Aufl. Recom, Basel 1988
Meier, M.: Die Bedeutung des Begriffs Ganzheitlichkeit der in Pflege bei verschiedenen Autoren. In: Pflege 1, Bd. 2. Verlag Hans Huber, Bern 1989
Poletti, R.: Wege zur ganzheitlichen Krankenpflege. Recom, Basel 1985
Schipperges, H.: Die Regelkreise der Lebensführung. Gesundheitsbildung in Theorie und Praxis. Deutscher Ärzte Verlag, Köln 1988
Ulrich, H., G. J. H. Probst: Anleitung zu ganzheitlichem Denken und Handeln. Haupt, Bern und Stuttgart 1988
Wöller, H.: Ein Traum von Christus. Kreuz, Stuttgart 1987

These 3

> Der Mensch ist keine Maschine, er ist Subjekt und seinshaft. Neben den objektiv-materiellen Bezügen sucht er das personale und transpersonale Begreifen seiner selbst.

Sensibilisierung für den Menschen

Der Mensch ist so eine Art Kompendium der kosmischen Stufen: materielles Sein, pflanzliches, tierisches Leben, um aber darüber ins Selbstbewusstsein und in eine gewisse Freiheit aufzutauchen, was ihm als einzigem Wesen in der Welt erlaubt, die Frage nach dem Sinn des eigenen und allen Daseins zu stellen.
Hans Urs von Balthasar

So ist der Mensch vielschichtig, womit auch von vornherein klar ist, dass die Denkweise «Ganzheit des Menschen» steht und fällt mit der Bereitschaft, vielschichtig, d.h. mehrdimensional zu denken. Das ist das eine; aber noch etwas anderes ist zu beachten:
Der Mensch ist eine Ganzheit heisst auch: *jeder* Mensch ist es. Also gilt auch folgendes:
- Der gesunde und der kranke Mensch sind eine Ganzheit;
- der Akutkranke wie der Langzeitkranke (Chronischkranke) sind eine Ganzheit;
- das Neugeborene ist eine Ganzheit, und der Sterbende ist es;
- ich bin eine Ganzheit, und jeder andere Mensch ist auch eine Ganzheit.

Dabei wird deutlich, dass nichts ein für allemal eindeutig ausgesagt werden kann. Mit der Theorie allein kommt man auch nicht weiter. Mir scheint, dass dem ganzheitlichen Denken und Handeln die *Erfahrung* der Ganzheitlichkeit vorausgehen muss. «Ich bin ganz» ist eine Erfahrung, die mich ganz persönlich berühren und bewegen müsste. Berührt-Sein und Bewegt-Sein heisst soviel wie etwas anrühren und in Bewegung bringen. Und da ich gemeint bin, müsste ich selbst berührt und bewegt sein von dieser menschlichen Grundtatsache, «ganz zu sein». Warum ist es nicht so? Woran liegt es, dass das Wort «ganzheitliche Pflege» eher Ablehnung denn Berührtsein auslöst?

Hier muss an das erinnert werden, was unter der These 1 zur Gefahr des «Überstülpens» gesagt wurde: Wo nur eine Theorie oder eine blosse Begrifflichkeit «gehandelt» werden, bleiben die Inhalte auf der Strecke, sie können nicht ankommen, nicht überspringen, nicht zur Wirkung kommen und deshalb nicht anrühren und auch nichts bewegen. Das an sich «Gute und Richtige» entartet zum plakativen Modewort. Es kommt nicht an. Es wird nicht erlebt, es bleibt ausserhalb seiner selbst.

Vor der ganzheitlichen Pflege kommt eben der ganzheitliche Mensch, und *vor* dem Anspruch, ganzheitlich zu pflegen, muss das Erkennen und Erfahren der eigenen Ganzheitlichkeit stehen.

Dimensionen menschlichen Seins

«Der Mensch ist keine Maschine, er ist Subjekt und seinshaft», und er ist «ein Wesen auf der Suche nach Sinn» (Frankl).

Den Menschen ganzheitlich sehen heisst, dass wir ihn in seiner Gesamtheit begreifen müssen, in all seinen Dimen-

sionen; in der physischen, der psychischen und der geistigen. Ganzheit ist eine leib-seelisch-geistige Einheit. Gleichzeitig ist der Mensch als Wesen dieser Erde eingebunden in die Lebenswelt, die ihn umgibt; in die natürliche, die technische und in die soziale Welt (Umwelt/Natur und Mitwelt/Mitmenschen). Ebenso ist er, ob bewusst oder unbewusst, auch bezogen auf ein Transzendentes hin, auf ein das Hier und Jetzt übersteigendes Seinsverständnis einer anderen Wirklichkeit.
Hier spreche ich ein Menschenbild an, das im wahrsten Sinne des Wortes ein «mehrdimensionales» und «komplexes» ist: der Mensch ist gleichsam ein Wesen, das aus vielen Teilen besteht. Gleichzeitig muss aber betont werden, dass dieser Mensch nicht als «zusammengesetzt» betrachtet werden darf in dem Sinn etwa, dass Leib, Seele und Geist seine Teile wären, oder dass es neben ihm andere Teile gäbe, die ihn höchstens berühren, aber nicht eigentlich beeinflussen könnten: die irdische Welt und die transzendente Welt. Von allem Anfang an muss gesagt werden: Nicht um die Teile geht es, sondern um die Einheit dieser Teile. Um diese Einheit zu betonen, spricht man von «Dimensionen menschlichen Seins», «menschlichen Daseins» und «menschlichen Bezogenseins».
In allen Dimensionen lebt der Mensch, und nur in der Berücksichtigung aller Dimensionen können wir uns der Ganzheit des Menschen nähern.
Hier scheiden sich die Geister.
Descartes' Schema des Menschen als ein als Maschine funktionierender Körper, der sich höchstens in der Vorstellung mit einer geistigen Seele berührt, ist ganz sicher ein zu verkürztes Menschenbild. Es bewirkt ein funktionales Denken und ein zu einseitiges Ursache-Wirkung-Verständnis. Damit ist der Weg zu einem entsprechenden kausalen Gesundheits- und Krankheitsverständnis vor-

gegeben; bezogen auf den ersten Begriff wäre dies das «fehlerfreie Funktionieren» der Körpermechanismen und -funktionen, ein Funktionieren also, das, wenn es gestört ist, mit exakten wissenschaftlichen Mitteln (chemisch, physikalisch, chirurgisch) wiederhergestellt werden kann. Der Körper wird, einem Auto gleich, gebraucht und – wenn defekt – repariert (reparatives Denken und funktionales Gesundheitsverständnis).

Ganz anders das Denken in grösseren Zusammenhängen. Hier wird der Mensch als vielschichtiges Wesen betrachtet. Davon abzuleiten ist, dass auch das Verständnis von Gesundheit und Krankheit sowie von Medizin und Pflege keinesfalls ein einfaches und eindeutiges sein kann, sondern nur ein analoges, vielschichtiges, abhängig davon, wie wir den Menschen sehen, auf welcher Ebene wir ihn definieren bzw. welche Dimensionen wir ihm zugestehen. Gehen wir davon aus, dass der Mensch – ich spreche jetzt in einer ganzheitlichen Betrachtungsweise – in drei Dimensionen lebt, ergibt sich folgendes Bild:

– In der *leiblichen Dimension* ist der Mensch gebunden an die physiologischen Vorgänge und Körperfunktionen; diese wiederum sind zum Teil abhängig, zum andern Teil beeinflusst von der Welt, die ihn umgibt. In der leiblichen Dimension ist der Mensch immer auch umweltbezogen (körperlich-ökologische Dimension).

– In der *seelischen Dimension* ist er gelenkt von den Kräften der Tiefe, den Strebungen, Trieben, Bedürfnissen und Wünschen. Gleichzeitig steht er in Beziehung mit andern Menschen: das Ich steht dem Du gegenüber, und das Du dem Ich. Das Psychische und Soziale beeinflussen sich gegenseitig – der Mensch ist ein Individuum, wie er auch ein Beziehungswesen ist (psycho[-personale]-soziale Dimension).

– In der *geistigen Dimension* ist der Mensch, so Frankl, frei. Hier existiert er nicht bloss, hier kann er seine Existenz aktiv beeinflussen und ist nicht von Trieben gelenkt, sondern ist selber ein Lenkender. «In der geistigen Dimension entscheidet er darüber, was für ein Mensch er ist – noch mehr, was für ein Mensch er sein wird. (...) Der gesunde Mensch begreift sich als einer, der immer auch anders werden kann. Je nachdem, was ihm wichtig ist, wird er seinem körperlichen Wohlbefinden und seinem vitalen Gleichgewicht einen verschiedenen Stellenwert einräumen; vielleicht sieht er darin einen höchsten und zentralen Wert, vielleicht einen ganz relativen» (von Balthasar). Hier setzt der Mensch auch Werte, z.B. dass ein bestimmtes vorübergehendes oder dauerndes körperliches oder seelisches Leiden sinnvoll, ja förderlich sein kann für seine geistige, gesamtpersönliche Gesundheit, oder dass dieses in jedem Fall abzulehnen und auszuschalten ist – bis hin zum «Töten von unwertem Leben».

Vor solchem Hintergrund steht die Frage nach der ganzheitlichen Pflege nicht in einem luftleeren Raum, sie ist vielmehr eine logische und eigentlich unausweichliche Konsequenz einer ganzheitlichen Auffassung vom Menschen: sie orientiert sich an allen Dimensionen menschlichen Seins. Was aber heisst das konkret? Welche Denkansätze und Verhaltensweisen sind davon abzuleiten?

Ich pflege als der Mensch, der ich bin

Den Menschen ganzheitlich sehen heisst immer auch, sich selbst als ganzheitlichen Menschen zu sehen. Ich zitiere dazu Vreni Dörig in «Ermutigung zur Ganzheitlichkeit»: «Eine Pflegeperson, die sich ihrer Ganzheit

bewusst ist, wird nicht einfach mehr hinter ihrer Rolle verschwinden können. Sie muss sich mit ihrem So-Sein stellen und auch in Frage stellen lassen. Sie wird sich auseinanderzusetzen haben mit dem, was ihr im leidenden, zweifelnden, hoffenden Patienten begegnet. Sie wird spüren, wie sie selbst gepflegt sein möchte, und dem entsprechend handeln.» Und dies, so meine ich, gemäss dem Wort der Heiligen Schrift (die nicht nur eine religiöse Lehre und als solche Grundlage des Christentums ist, sondern auch ein Weisheitsbuch und eine Anleitung zu gesundem individuellem und sozialem Leben):
– Liebe deinen Nächsten wie dich selbst.
Und davon abgeleitet:
– Pflege deinen Nächsten wie dich selbst, bzw. sorge für deine eigene Lebensqualität, wie du für die Pflegequalität (das Wohl des Patienten) besorgt bist.
Diese Ziele können aber nur erreicht werden, wenn die Berufsangehörigen dies auch wollen: Selbsterkenntnis, Selbstliebe und Selbstpflege sind die Grundlagen und der einzig wirklich tragende Boden für eine ganzheitliche Pflege. Mit anderen Worten: Es ist das *Selbstkonzept,* unser individuell gewordenes Selbstkonzept, das unser Handeln schliesslich prägt. Dies gilt für den einzelnen Menschen ebensosehr wie für die einzelne Pflegeperson und deren Selbstverständnis – wie es schliesslich auch gilt für eine Gruppe, einen Berufsstand und dessen Berufsverständnis in der Krankenpflege.
Unter Selbstkonzept verstehen wir «das Insgesamt von Einstellungen, Urteilen und Werthaltungen eines Individuums bezüglich seines Verhaltens, seiner Fähigkeiten und Eigenschaften» (Herder Lexikon Psychologie). Das Selbstkonzept beinhaltet demnach auch unser Wahrnehmen und unser Bewerten im Umgehen mit Lebenswerten, also auch

– unsere Wahrnehmung des Menschen, die Selbstwahrnehmung und die Fremdwahrnehmung;
– unsere Denkweisen, Auffassungen und Bilder, die unser Tun massgeblich beeinflussen.

Massgeblich heisst: Ich setze das Mass und entscheide mich für eine «mir und meinem Selbstbild gemässe Pflege». Wo ich diese Auffassung verbalisiere, trage ich zur Festsetzung von Begriffen bei: Funktionspflege, patientenorientierte Pflege, individuelle Pflege oder eben auch ganzheitliche Pflege. Ich trage bei zu der Entwicklung von Werten, die anzunehmen oder zu verwerfen sind. Darin definieren wir auch die Wirklichkeit, von der wir geprägt sind und geprägt werden, wie wir ihr auch unseren individuellen Stempel aufdrücken. Weil dem so ist, stellt Watzlawick die nur scheinbar unlogische Frage: «Wie wirklich ist die Wirklichkeit?» So gibt es z.B. meine Wirklichkeit, und es gibt die des Patienten, die sehr verschieden voneinander sein können.

Vor der Ausage «Ich pflege als der Mensch, der ich bin» müssten demnach diese stehen:
– Ich denke als der Mensch, der ich bin;
– ich fühle, lache, weine, leide, liebe als der Mensch, der ich bin;
– ich begreife als der Mensch, der ich bin;
– ich bewerte als der Mensch, der ich bin.

Es ist mein Selbstbild – meine Denkweise und meine Haltung –, das schliesslich bestimmt, was zu tun und zu lassen ist. Die Haltung wird so zur Grundlage für das Handeln (natürlich auch für die Planung und Organisation des Lebens und des Pflegens). Mein Massstab misst dem andern zu, ordnet ein, leitet ab usw. Damit beeinflusse ich die Pflege – ganzheitlich oder zerstückelnd. Zur Verdeutlichung dazu die Prokrustes-Sage; sie stammt aus der griechischen Mythologie und gibt uns ein

ausgezeichnetes Beispiel dafür, was geschehen kann, wenn man den Menschen nicht so sieht, wie er ist, sondern so, wie man ihn haben möchte (vielleicht auch nur, um einem System zu entsprechen):
Plutarch erzählt diese griechische Sage vom Riesen Prokrustes wie folgt: «Der hatte an einer engen, aber belebten Strasse ein Haus gebaut und draussen am Hohlweg ein Bett aufgeschlagen, das genau die Grösse hatte, die seiner Meinung nach dem Mass des Menschen entsprach.... Er packte jeden, der des Weges daherkam, und steckte ihn in sein Bett hinein, um zu sehen, ob er auch (genau) hineinpasse. Waren die Menschen zu kurz, zog er seine Opfer etwas in die Länge, bis sie seinem Mass entsprachen. Deshalb hiess er auch bei den Leuten des Landes Prokrustes, d.h. der Ausstrecker. Die aber, die zu lang waren, kurierte Prokrustes auf eine andere Weise, er schlug ihnen einfach die Füsse ab. – Nun hatten sie alle das Mass des Menschen, das ihm das richtige zu sein schien. Bloss, kein Mensch konnte mehr laufen.... Die Menschen, die ihm in die Hände geraten (waren), waren hinterher alle Pflegefälle, wenn sie überhaupt überlebten.»
Die Folgerung aus dieser Geschichte, bezogen auf die Krankenpflege, kann sich jede(r) selber ableiten. Eines wird klar, nämlich wie sehr mit der Frage nach dem Menschen – nach mir selbst und nach den anderen – auch die ethische Dimension verknüpft ist.

Ethik und Ganzheit

Ethik ist «die Lehre von der Unterscheidung von Gut und Böse, richtig und falsch. Sie ist der Teil der Philosophie, der sich mit dem sittlichen Verhalten des Menschen (der Moral) befasst. Auf die Ethik als Beziehungs- und Wertsystems stützen sich Grundsätze und Lebenswerte, die die ‹religiösen und kulturellen Schranken› überschreiten.» Allgemein gültige ethische Normen sind z.b. die Menschenrechte, daneben gibt es eine Vielzahl von Grundsätzen, die die Verantwortungsbereiche (verantwortliches Handeln) in den verschiedenen Teilbereichen des Lebens umfassen, so z.b. die berufsethischen Grundsätze wie etwa die Ethischen Grundregeln für die Krankenpflege (Code of Ethics), die von den Verantwortlichen des Weltbundes der Krankenschwestern und Krankenpfleger (ICN) formuliert wurden.

Die Auseinandersetzung mit der Ethik (Bio-Ethik, ökologische Ethik, Management-Ethik usw.) hat weltweit zugenommen. Auch in der Krankenpflege nimmt die Sensibilisierung für ethische Fragen und das Bewusstsein für das verantwortliche Umgehen mit ethischen Konflikten, die den Pflegealltag beeinflussen, zu. Dieser Bewusstwerdungsprozess ist der erste und unabdingbare Schritt für ethisches Verhalten. Er steht und fällt mit der Bereitschaft, über die Vielschichtigkeit und Ganzheit des Menschen ebenso nachzudenken wie über die Gewichtung dessen, was wir tun, und welchen ethischen Werten wir Vorrang geben wollen.

Die Pflege richtet sich an den Menschen in seiner Bedürftigkeit: er ist krank und bedarf der Hilfe; er ist abhängig und angewiesen auf andere Menschen. Gerade wegen der Vielschichtigkeit dieser Wechselwirkungen kommt dem ethischen Verhalten der Pflegeperson so grosse Bedeutung zu. Ja man kann sagen, dass mit zunehmender Vielschichtigkeit und Komplexität eines Lebensbereiches auch vermehrt ethische Konflikte auftreten und dass infolgedessen persönliche und berufliche Massstäbe ethischen Verhaltens und Handelns um so wichtiger sind.

Eine menschengerechte Ethik kommt nicht darum herum, ganzheitlich zu denken, alle Dimensionen des Menschseins zu beleuchten und zu berücksichtigen. Ganzheitliches Denken und Ethik berühren sich, weshalb es nicht überrascht, dass parallel zu den Diskussionen um ganzheitliche Pflege ein neues Interesse an ethischen Fragen zu beobachten ist.
Krankenpflege ist Dienst am Menschen, am ganzen Menschen. Die Aufgaben, die zur Pflege gehören, betreffen deshalb in erster Linie Bereiche des Menschen in all seinen Dimensionen. Davon sind die ethischen Grundsätze und die Verantwortungsbereiche der Pflegeperson abzuleiten.
Dass diese Bereiche nicht nur auf den Patienten allein bezogen sein dürfen, ist klar. Das Ich-Du-Wir-Konzept der Ganzheit müsste auch hier zum Tragen kommen. Erfreulicherweise definiert der «Schweizer Berufsverband der Krankenschwestern und Krankenpfleger» denn auch vier Verantwortungsbereiche ethischen Verhaltens und Handelns:
– Die Verantwortung gegenüber dem Patienten und dessen Beziehungspersonen;
– die Verantwortung sich selbst (und dem Beruf) gegenüber;
– die Verantwortung gegenüber den Mitarbeitern;
– die Verantwortung gegenüber der Gesellschaft und der Umwelt.
Damit einhergehend werden selbstverständlich auch entsprechende menschen- und pflegegerechte Führungs- und Fachkompetenzen benötigt; dies aus folgenden Gründen:
– Je mehr die Medizin sich spezialisiert (High-Tech), desto wichtiger wird eine dem kranken und leidenden Menschen gerecht werdende Pflege (High-Touch).

Ilsedore Zopfi (Deutscher Berufsverband für Krankenpflege, München) sagte das einmal so: «Die Medizin heute ist so naturwissenschaftlich und materialistisch geprägt, dass die Pflege mit ihren völlig anderen Schwerpunkten lebenserhaltend für den Patienten ist. Würde die Pflege sich weiterhin an der Medizin ausrichten, so käme der Patient zu kurz, er fiele sozusagen durch die Maschen. Ich meine damit das Prinzip: ‹Der Chirurg rettet das Leben des Menschen, aber die Pflegenden ermöglichen ihm erst, dieses Leben auch zu leben.›»

– Je differenzierter die Gesellschaftssysteme und Arbeitsfelder werden (Krankenhaus, Spitex-Organisationen oder Sozialstationen), desto notwendiger wird ein Arbeits- und Führungsstil, der Lebensqualität sowohl für die Pflegenden selbst als auch für die Patienten gewährleistet. Gefragt ist ein kooperativer Führungsstil auf der einen und Integration der Selbstverantwortlichkeit und Mitentscheidung des Patienten auf der anderen Seite.

In solchen Ansätzen wird ein neues Denken sichtbar. Es ist Voraussetzung dafür, dass pflegefeindliche Strukturen (und eine entsprechende Personalpolitik) hinterfragt, Arbeitsanalysen durchgeführt und Erkenntnisse aus der Pflegeforschung in praktische Pflegeeffizienz umgesetzt werden können.

Diese Besinnung auf die eigentliche Pflege, die Schaffung des Bodens für eine individuelle und ganzheitliche Pflege, ist letztlich auch eine ethische Aufgabe: Verantwortung von Menschen für Menschen in der Sorge für Leben und Lebensqualität.

Zusammenfassend einige Kernsätze zur Beziehung Menschsein und Pflegen:

- Der Mensch als vielschichtiges Wesen ist gleichzeitig Teil einer ihn umgebenden dynamischen Ganzheit, mit der er zu einem vielfältigen Netzwerk verbunden ist.
- Auffassungen und Denkweisen über das Menschsein sowie über Gesundheit und Krankheit können nur dann richtig sein, wenn sie diese Mehrdimensionalität in Verbindung mit seiner Umwelt (als Teil eines umfassenderen Systems) sehen und berücksichtigen.
- Die Krankenpflege muss als soziales System betrachtet werden. Bestimmt von der Komplexität der Wechselwirkungen Ich – Du (Selbstbilder/Technik-Mensch) entsteht eine vielschichtige Struktur sowohl von menschlichen Verhaltensweisen als auch von Spannungsfeldern, die der ethischen Wertsetzung und der kompetenten Problemlösung bedürfen.

Literatur

von Balthasar, H. U.: Gesundheit zwischen Wissenschaft und Weisheit. In: Arzt und Medizin 4 (1986), Wien
Dörig-Hug, V.: Ermutigung zur Ganzheitlichkeit. Recom, Basel 1988
Fabry, J.: Das Ringen um Sinn. Logotherapie für den Laien. Paracelsus, Stuttgart 1973
Frankl, V. E.: Ärztliche Seelsorge. Kindler, München 1975
Herder Lexikon Psychologie. Sachwörterbuch, 5. Aufl. Herder, Freiburg 1985
Schweizer Berufsverband der Krankenschwestern und Krankenpfleger: Ethische Grundsätze für die Pflege. Bern 1989
Watzlawick, P.: Wie wirklich ist die Wirklichkeit? 13. Aufl. Piper, München 1988

These 4

> Es wächst eine neue Identität von Mann und Frau, die eine schöpferische Auseinandersetzung mit den Aspekten von Männlichkeit und Weiblichkeit bewirkt.

Identität von Mann und Frau

In jedem Menschen ist die Fülle *aller*
menschlichen Möglichkeiten enthalten.
Alle männlichen und weiblichen Eigenschaften
sind *menschliche*.
Helga Albersmeyer-Bingen

Der Mensch wurde als männlicher und weiblicher geschaffen – doch in vielen Sprachen ist bereits das Wort «Mensch» männlich. Diese nahezu selbstverständliche Verknüpfung von «Mensch» und «Mann» – z. B. franz. «l'homme», ital. «l'uomo» – muss kritisch betrachtet werden, denn, so fragt Helga Albersmeyer (in: Frauenlexikon) mit Recht: «Könnte es sein, dass auch das Menschenbild von Eigenschaften und Werten bestimmt ist, die traditionell eher Männern als Frauen zugeschrieben werden?»
Diese Frage stellt sich natürlich auch dann, wenn nach den Eigenschaften und Werten eines Berufes, konkret nach der Entwicklung und Festlegung der Stellung der Krankenpflege, gefragt wird bzw. wenn Erwartungen an die Ausübenden formuliert wurden und werden – vor allem dann, wenn diese Ausübenden vorwiegend Frauen sind, Frauen in einem patriarchalen Gesellschaftssystem.

Polarität von «männlich» und «weiblich»

Entgegen früheren Auffassungen wissen wir heute, dass es die Polarität «weiblich» auf der einen Seite und «männlich» auf der anderen gar nicht gibt. Es gibt nicht den nur «männlichen Mann» oder die nur «weibliche Frau». In jedem Menschen steckt immer auch Gegengeschlechtliches, d. h. jede Frau hat auch männliche und jeder Mann auch weibliche Anteile. Allerdings werden diese – je nach kultureller, gesellschaftlicher und individueller Prägung – recht unterschiedlich gelebt oder verdrängt. Wo eine Gesellschaft Verdrängungen fördert, fördert sie ein einseitiges, in diesem Fall sexistisches Menschenbild. Dies ungeachtet der menschlichen Zielsetzung zur Ganzheit, die von Mann und Frau gleichermassen verlangt wird. Das heisst also, dass die einseitig weibliche oder männliche Einstellung und Einordnung (natürlich in: Mann oben – anordnend, wissend, führend; Frau unten – ausführend, weisungsabhängig, gefügig) zu revidieren ist.

Dass sich in der heutigen Zeit die Unterschiede zwischen den Geschlechtern immer mehr vermischen, hängt sicher auch damit zusammen, dass in den vergangenen Jahrhunderten die geschlechtliche Differenzierung für die Frau sehr negativ ausfiel. So wurde sie über lange Zeit als «minderwertiges Wesen» deklariert, dem zeitweilig sogar die Seele abgesprochen wurde. Entsprechend waren denn auch die Aussagen über bzw. die Erwartungen an die Frauen sowohl im pädagogischen, kirchlichen wie im beruflichen Bereich.

Einige Beispiele:

Erziehung: «Die Erziehung der Frau sollte sich immer auf den Mann beziehen. Zu gefallen, für uns nützlich zu sein, uns zu lieben und unser Leben leicht und angenehm zu machen: das sind die Pflichten der Frauen zu allen Zeiten» (Rousseau).

Kirche: «Ein Weib lerne in der Stille mit aller Untertänigkeit. Einem Weibe aber gestatte ich nicht, dass sie lehre, auch nicht, dass sie des Mannes Herr sei, sondern stille sei» (Paulinische Lehrtradition der Katholischen Kirche).

Beruf: «Es sind dazu (zur Krankenpflege) mehr gewisse Eigenschaften des Charakters nötig als aussergewöhnliche medizinische Kenntnisse: Neigung, innerer Beruf (Berufung), ruhiger Charakter, Ordnungssinn, Fügsamkeit, Anstand, Sittlichkeit (...) ruhige, stille Tätigkeit...» (Billroth).

Schon in diesen wenigen Zitaten wird sichtbar, wie einseitig die Frau und die weiblichen Qualitäten durch viele Jahrhunderte hindurch gewertet wurden. Das hat sich bis weit in unser Jahrhundert hinein so gehalten. Auch heute noch wird die Frau «den wirtschaftspolitischen Bedürfnissen einer nach wie vor patriarchalen Gesellschaft, d. h. einseitig an männlichen Bedürfnissen, orientiert und untergeordnet» (Mulack).

Dass dem wirklich so ist – oder doch in einigen «patriarchalischen Köpfen» noch so ist –, zeigt exemplarisch dieses Zitat, das nicht aus dem Mittelalter, sondern aus dem Jahre 1988 stammt: «Die Befähigung und die Berufung (zum Schwesternberuf) sind nicht in erster Linie eine Frage der Schulbildung und des Wissens, sondern vielmehr des praktischen Könnens und einer angeborenen Hilfsbereitschaft und Nächstenliebe» (Sahli).

In diesem Zitat werden dem Krankenpflegeberuf die sogenannten männlichen Werte wie Wissen und Schulbildung abgesprochen und entsprechend auf die weiblichen Werte (die der Frau angeboren sind!) verwiesen – nach dem Motto: «Dem Mann (in diesem Fall dem Arzt) das

Wissen, der Frau (der Krankenschwester) die praktische Durchführung.» Damit besteht auch die Gefahr, dass die allen Menschen – ob Mann oder Frau – obliegenden Aufgaben, wie die Sorge für den Menschen und natürlich die vom Christentum geforderte Nächstenliebe, einseitig an Frauen delegiert werden.

Wir sind gegenüber solchen Aussagen hellhörig geworden und distanzieren uns zunehmend bewusster von jeder Form dualer Geschlechterphilosophie, in der Frauen und Männer auf sogenannte angeborene Charaktereigenschaften und Fähigkeiten reduziert und festgelegt werden, die so nicht stimmen!

Eine Polarisierung lässt sich auch geschichtlich innerhalb des Pflegeberufes selbst feststellen: Die Frauen – Schwestern genannt – pflegten die Kranken und besorgten über lange Zeit auch alle haushaltnahen Tätigkeiten. Die wenigen Männer – Wärter genannt – waren ausser in der psychiatrischen Männerkrankenpflege fast ausschliesslich im Funktionsbereich tätig. Unterdessen hat sich zwar manches geändert, nicht nur, dass schon über zehn Prozent der Pflegenden Männer sind, sondern auch, dass diese in geschlechtergemischten Pflegegruppen eine wichtige und ergänzende Rolle übernehmen, was sich nicht nur positiv auf die Pflegegruppe selbst auswirkt, sondern oftmals auch auf die Patientinnen und Patienten. Noch immer besteht aber die Tendenz der Geschlechterteilung: Die Männer lassen sich auch heute noch häufig in sogenannte männliche Bereiche anstellen, wie Operationssaal und andere Funktionsdienste, oder sie wählen ganz gezielt die Kaderfunktion (wo eben auch die Bezahlung besser ist!).

Die Aufwertung und bewusstere Integration des Mannes in die Pflege selbst ist deshalb immer noch Neuland, in dem noch ein reiches Potential an Ressourcen eingebunden ist – ganz konkret: das Wirksamwerden der männlichen und weiblichen Werte des Mannes innerhalb eines traditionellen Frauenberufes. Tatsache ist doch, dass sowohl Frauen wie Männer Beiträge der Lebensgestaltung und der Lebensbewältigung zu leisten haben – und dies auf allen Ebenen, sowohl der kognitiven wie der emotionalen. Tatsache ist auch, dass sowohl Bildungsfähigkeit wie Selbstbestimmungsmöglichkeit beiden Geschlechtern zustehen und von beiden wahrgenommen werden können und müssen.

Die Frauenbewegung

Im Zuge der Bewusstwerdung der Unterschätzung der Frauen und der weiblichen Qualitäten in einer patriarchalen Struktur haben Frauen angefangen, über sich selbst nachzudenken, in ihrer eigenen Sprache zu sprechen und für sich selbst einzustehen. Während des 18. Jahrhunderts entstand in den Vereinigten Staaten, und besonders auch in England, eine Bewegung, die durch den intellektuellen und moralischen Eifer der Aufklärung und des amerikanischen Unabhängigkeitskrieges verstärkt wurde. Sie entwickelte sich in der Rationalität des Denkens und im sozialen Engagement des 19. Jahrhunderts und erlebte ihren Durchbruch mit dem Aktivwerden der Frauenrechtlerinnen, die schliesslich zu Beginn dieses Jahrhunderts das Frauenstimm- und Wahlrecht durchsetzten. Wie langsam sich dieser Prozess auf breiter Ebene fortsetzte, mag die Tatsache beweisen, dass die Schweizerinnen erst 1971 das Stimm- und Wahlrecht erhielten und dass der Grundsatz «Gleiches Recht für Mann und Frau» in der Schweiz erst 1981 gesetzlich verankert wurde.

Ich möchte hier nicht weiter eingehen, weder auf die lange Entwicklung der Geschichte der Geschlechter noch auf die Geschichte der Frauenbewegung, die auch die Geschichte unseres Berufes ist. Dies würde den Rahmen dieses Büchleins sprengen.
Ich verweise dafür auf die umfangreiche Frauenliteratur, die längst nicht mehr beschränkt ist auf die Beschreibung und Analyse der Unterdrückung der Frau und des Weiblichen in der patriarchalen Struktur unserer Weltordnung, sondern zunehmend auch sehr eigenständige Beiträge anbietet zu einem wachsenden Bewusstsein der Selbstverantwortung und Selbstgestaltung weiblicher Daseinsformen.
Das Plädoyer für Gleichheit auf politischer und wirtschaftlicher Ebene war notwendig und wertvoll, aber eben noch keine ausreichende Antwort auf das Gleichgewicht zwischen Mann und Frau, männlich und weiblich in der Gesellschaft unserer Zeit. Wo wir weiterdenken, und das heisst auch, wo wir offen sind für die Bedrohungen und Probleme unserer Welt, kann es nicht mehr darum gehen, nur die augenblickliche Tendenz, als gleichberechtigt in der bestehenden Sozialstruktur anerkannt zu sein, zu unterstützen – so wichtig diese auch ist. Es geht heute vielmehr auch darum, dass wir bewusst weiterentwickeln und pflegen, was in unseren Sozialformen und im Gesundheitswesen wie auch im menschlichen Zusammenleben unbedingt gebraucht wird: eine neue weibliche Kraft.
Signe Schaefer formuliert dies treffend: «Für immer mehr Frauen müssen alle Arbeitsbereiche zugänglich sein. Dabei geht es nicht nur um persönliche Erfüllung der einzelnen Frau, denn Frauen, die in vielfältigen Tätigkeitsbereichen verantwortungsvolle Positionen übernehmen, bilden ein enormes Potential für Veränderun-

gen. Das betrifft die Arbeitsweise und Atmosphäre ebenso wie die Ergebnisse der Arbeit.
Das Recht einer Frau, zu tun, wozu sie sich berufen fühlt, ist nur eine Seite der Frauenfrage; die andere Seite ist die Verantwortung, mit der sie ihre Aufgabe angeht. Da wir immer selbstbewusster und unabhängiger von göttlichen und männlichen Geboten werden, können wir Rechte nicht ohne Verantwortung betrachten. Wenn wir gemeinsam über die Rechte der Frauen sprechen, müssen wir dann nicht auch gemeinsam über unsere Verantwortung nachdenken?»
Verantwortliches Frau-Sein heute heisst aber auch, den männlichen Werten, die Technik und Fortschritt heissen, etwas spezifisch Weibliches entgegenzusetzen. Hier ist eine neue Fragestellung angezeigt: Was heisst es, eine Frau zu sein? Was heisst es, ein geschlechtliches Selbst zu haben?
Die Fragen, die in der Auseinandersetzung damit auftauchen, sind Fragen, die zu einem neuen Bewusstsein und Bewusstwerden führen; womit eine neue «Spiritualität des Weiblichen» ins Gespräch kommt (Spiritualität = die «Innenseite» von Leben, Glauben und Religion; der Bereich des Geistigen). Gemeint ist damit, dass sich die Frauen heute als «selbst definiertes Subjekt» erkennen, ein Subjekt, das seine Identität und Erfüllung nur in voller Selbstbestimmung finden kann, ohne vom Mann definiert zu sein. «Ohne» heisst, nicht vom männlichen Denken und von männlichen Normen bestimmt zu werden. So geht es heute nicht mehr nur um die gesellschaftliche, soziale und politische Unabhängigkeit der Frau und um die Möglichkeit der Partizipation in allen Lebensbereichen, die bis anhin dem Manne vorbehalten waren, sondern auch um die personale Unabhängigkeit und darin um folgendes: Frau sein zu dürfen, weibliche

Werte zu pflegen. Es geht auch um das, was Jung als «Individuation» (Selbstwerdung) bezeichnet hat. Der Mensch braucht, um erfüllt leben zu können, beides: die Individuation und die Partizipation – denn um voll partizipieren zu können, muss man auch sein individuelles Sein gefunden haben. Das heisst aber auch, als Frau die weiblichen Qualitäten nicht abwerten zu müssen, um (wem auch immer) zu entsprechen.

Freilich, wer so redet – wer heute so redet –, setzt sich dem Verdacht aus, arglistig zu täuschen und die Frauen hinterrücks wieder auf ihren «angestammten» Platz, auf Familie, Kinder und Küche oder im Beruf auf die betreuenden und pflegerischen Hilfsdienste, verweisen zu wollen. Aber von der Tatsache abgesehen, dass die Geringschätzung dieser Bereiche doch jenen Männeridolen entstammt, die dringend der Revision bedürfen, sei daran erinnert, dass hier von den Zukunftsperspektiven die Rede ist, die über eine technische Funktions- und Weltordnung hinausweisen. Und eben in diesen Perspektiven käme es auf die Korrektur der herrschenden Einstellungen und auf einen grundlegenden Wandel der Werte an, darauf, dem einseitigen Verständnis vom Menschen, von Gesundheit und Krankheit, von Medizin und Pflege wieder ein ganzheitliches entgegenzustellen. Denn nicht das Wegradieren der Geschlechterspannung, nur ihre Überwindung kann uns zu einem ganzheitlicheren Leben führen.

Männliche und weibliche Werte in der Krankenpflege

Es fällt auf, dass mit dem Aufbrechen der Diskussion um ganzheitliche Pflege auch die weiblichen Werte neu ins Blickfeld gekommen sind – z.T. mit diffusen Ängsten und vehementer Ablehnung verbunden, als ob Ganzheitlichkeit ein Rückgriff auf ein weiblich-intuitives, abhängiges und abhängigmachendes Selbstverständnis bedeuten würde. Ein solches Verständnis wäre ebenso einseitig und halb, wie das männlich-rationale es ist. Beides entspricht nicht der Ganzheitlichkeit. Vielmehr versucht die ganzheitliche Sichtweise, *alle* Aspekte menschlichen Lebens, Handelns und Seins, einschliesslich Gesellschaft und Umwelt, in Betracht zu ziehen, wie auch wissenschaftliches *und* intuitives/kreatives, d. h. männliches *und* weibliches Denken und Handeln zu berücksichtigen.

Schon 1985 schrieb ich in «Heilen durch Wiederentdekken der Ganzheit»: «Die Krankenpflege ist ein Beruf, der sowohl wissenschaftlich, rational-analytisch, zielorientiert, selbstbestimmend und eigenständig ist, als auch intuitiv, ganzheitlich, nach Synthese suchend, der momentanen Situation entsprechend, umgebungsbestimmend und damit immer auch abhängig.»

Zur kompetenten Berufsausübung bedarf es, entgegen der auf S. 93 erwähnten Annahme, «dass die angeborenen weiblichen Werte schon genügen», des Wissens und der wissenschaftlich fundierten Theorie. Oder, um es mit den Worten von 1985 zu sagen: «Es braucht für die berufliche Arbeit die qualifizierte Fachkompetenz: das Wissen und Können, die Erfahrung, aufgrund derer wir eine Technik – bis zur völligen Beherrschung – integrieren, und es braucht eine theoretische Grundlage, die letztlich nur durch eine gezielte berufseigene Forschung entwickelt werden kann.»

Diese Forschung aber muss – will sie dem Beruf gerecht werden – auch wieder eine ganzheitliche sein; wir brauchen fundierte und abgestützte Erkenntnisse auf *allen* Ebenen unseres Berufes – ebenso bezüglich *aller* Dimensionen menschlichen Seins: Sowohl die männlichen wie die weiblichen Werte bedürfen einer uns gemässen Wertsetzung und der ihnen entsprechenden Integration. Bezogen auf die moderne Wissenschaft und Medizin hat Jung schon zu Beginn dieses Jahrhunderts darauf hingewiesen, dass uns «das weibliche Yin-Prinzip der chinesischen (ganzheitlichen) Philosophie abhanden gekommen ist: die emotionale Seite mit ihrer intuitiven Herzensweisheit, ihrer Synthesefähigkeit und ihrem ökologischen Bewusstsein» (Nager). Es geht auch nicht an, dass die Medizin sich damit zufrieden gibt, dass diese Werte von der Pflege allein wahrgenommen werden. Die Annäherung an die Ganzheit muss von *allen* gefordert und geleistet werden: von der Medizin *und* der Pflege, von Frauen *und* Männern. Die Annäherung im Sinne einer Synthese von rational – intuitiv, männlich – weiblich, Technik – Humanität steht an, und niemand wagt wohl zu behaupten, dass wir diese schon geleistet hätten. Sehr wohl zeichnet sich jedoch ein Einstellungswandel ab: einerseits durch eine prinzipiell gedankliche Revision unseres Berufsverständnisses, andererseits auch durch konkrete Ansätze in der Praxis.

Mit der gedanklichen Revision (Umdenken, Einüben komplexeren Denkens, Netzwerk-Denken) habe ich mich bereits im Zusammenhang mit der ersten und zweiten These befasst. Abschliessend möchte ich noch hinweisen auf die vermehrt feststellbaren Ansätze des Handelns.

Konkrete Ansätze in der Praxis

Die Integration von «männlich» und «weiblich» in das Pflegedenken bedeutet nicht nur, dass die in der Vergangenheit weitgehend verdrängte Lebensaktivität der Geschlechtlichkeit und der Sexualität (Leiblichkeit, Erotik, Zärtlichkeit) als Lebensbereich akzeptiert und in Ausbildung und Praxis den ihr zustehenden Platz eingeräumt bekommt. Die Sensibilität dafür ist gewachsen, und die Bereitschaft, bewusster damit umzugehen, ist – vor allem für die jüngeren Kolleginnen und Kollegen – schon fast selbstverständlich geworden. Auch dies ist ein Zeichen dafür, dass sich ein Umdenken in Richtung mehr Ganzheitlichkeit abzeichnet.

Von ebenso grosser Bedeutung ist aber auch die professionelle Gewichtung jener weiblichen Werte, die in der Vergangenheit allzusehr als *angeboren* (und deshalb nicht zu schulen) oder als *selbstverständlich* (und deshalb nicht zu honorieren) angesehen wurden. Es sind dies Werte, die mit der Kommunikations- und Beziehungsfähigkeit ebenso zusammenhängen wie mit der Gesundheit auf der einen, und dem Helfen auf der anderen Seite.

Pflegen ist seiner Natur entsprechend eine vielschichtige Tätigkeit. Es handelt sich dabei nicht nur um das Ausführen von Pflegehandlungen und medizinischen Verordnungen, sondern auch um das Unterstützen von Krankheitsbewältigungsprozessen durch Beratung, Information und Bildung/Erziehung sowie um das Fördern von Selbsthilfekräften und Selbsthilfestrategien mit dem Ziel, die Selbstpflegekompetenz und -fähigkeit des Patienten zu unterstützen.

Hier geben sich kognitives Denken und kreativ-schöpferisches Erspüren (männliche und weibliche Werte) die Hand. Diese *Synthese* ist ein wichtiger Pfeiler in der Gestaltung der Pflege der Zukunft. Sie bedeutet ein Gleichgewicht zwischen äusserem Fortschritt und innerem Fortschreiten, zwischen technischer Bewältigung und menschlicher Begegnung, zwischen Intellekt/Wissen und Gemüt/Gefühl, zwischen zielgerichteter kritisch-männlicher Ratio und ahnender weiblicher Wahrnehmung des Sinnes und der inneren Zusammenhänge, die der Gesundheit und der Ganzheit dienen.

Kernsätze zur Synthese von männlich und weiblich:

– Sich selbst als Frau/als Mann akzeptieren: gern Frau sein/gern Mann sein.
– Sich mit gesellschaftlichen Entwicklungsprozessen auseinandersetzen: sie sind Lernprozesse, die uns auch höchst persönlich angehen.
– Von Menschen getragene Systeme (wie die Krankenpflege) können sich entwickeln, d.h. sich stets neu nach veränderten Werten ausrichten und ihre Effizienz verbessern.
– Orientierung (auf materieller und geistiger Ebene) ermöglicht dem Menschen, sich zurechtzufinden, Fehlendes zu erkennen und zu ergänzen, um das Abgespaltene/Einseitige wieder im Hinblick auf das Ganze zu verstehen.

Literatur

Dätwyler, B., U. Läderach.: Professionalisierung der Krankenpflege. Recom, Basel 1987
Fausto-Sterling, A.: Gefangene des Geschlechts? Was biologische Theorien über Mann und Frau sagen. Piper, München 1985
Juchli, L.: Heilen durch Wiederentdecken der Ganzheit, 3. Aufl. Kreuz, Stuttgart 1988
Jung, C.G.: Gesammelte Werke. Zwei Schriften über Analytische Psychologie, Bd. VII, 3. Aufl. Walter, Olten 1981

Jung, C. G.: Gesammelte Werke. Praxis der Psychotherapie, Bd. XVI, 4. Aufl. Walter, Olten 1984

Lissner, A., R. Süssmuth, K. Walter (Hrsg.): Frauenlexikon. Herder, Freiburg 1988

Mulack, Ch.: Die Weiblichkeit Gottes, 4. Aufl. Kreuz, Stuttgart 1986

Nager, F., H. Barz, V. Kast: Heilung und Wandlung. C. G. Jung und die Medizin. Artemis, Zürich/München 1986

Sahli, H. R.: ... o quae mutatio rerum! In: Schweizerische Ärztezeitung 35, Bd. 68 (1987) 1543–1544

Schaefer, S., B. Stanley, M. Matthews: Das Erwachen Ariadnes. Frauen antworten auf die Herausforderung des Bewusstseins. Verlag Freies Geistesleben, Stuttgart 1987

Tromel-Plötz, S.: Frauensprache. Sprache der Veränderung. Fischer, Frankfurt 1987

These 5

> Parallel zur Bewusstseinsentwicklung wird ein neues Lehr- und Lernverhalten möglich, was zur Folge hat, dass radikal neue Programme und Modelle entwickelt werden können.

Neues Lehren und Lernen

Sorge nicht, wohin dich der einzelne
Schritt führt: nur wer weit blickt,
findet sich zurecht.
Miss nie des Berges Höhe, ehe du den
Gipfel erreicht hast. Dort wirst Du
sehen, wie niedrig er ist.

Dag Hammerskjöld

Lehren und Lernen in der Krankenpflege – sowohl die Grundausbildung wie die Fort- und Weiterbildung – sind in den letzten Jahren immer wieder Gegenstand von Auseinandersetzungen gewesen. Auf der einen Seite ging es um Vorschläge zur Organisation der Ausbildung, zur Curriculum-Gestaltung oder zur Qualifizierung der Unterrichtenden und Praxisbegleiter, also um die didaktische Ebene; auf der andern Seite um die Entwicklung von Pflegetheorien, um die Beschreibung von Konzepten oder um die Bestimmung der Funktionen/Elemente der Krankenpflege, also um die inhaltliche Ebene. Im weiteren wurden Hilfsmittel und Instrumente diskutiert, die sowohl den Unterrichtenden als auch den Verantwortlichen in der Pflegepraxis als Grundlage dienen und die Umsetzung eines pflegerelevanten bzw. patientengerechten Handelns ermöglichen sollten (Planungsmodelle, Pflegestandards, Checklisten usw.); dies entspricht der

Ebene der Umsetzbarkeit und Brauchbarkeit der Theorie für die Praxis.
Dies ist die eine Vielfalt. Die andere liegt in der Unterschiedlichkeit der Ansprüche in Niveau und Zielrichtung, die in den einzelnen Schulen herrscht (sowohl im Bereich der Grundausbildung wie in der Weiterbildung). So gibt es weder eine einheitliche und allgemeinverbindliche Definition von Pflege, noch gibt es einen klar abgegrenzten Aufgaben- und Kompetenzenkatalog in der Zusammenarbeit mit andern Gesundheitsberufen.
«Pflegewissen», so Bogemann, Dielmann, Stiegler, «ist gekennzeichnet zum einen durch eine fehlende Objektivität, zum anderen durch eine mangelhafte Abgrenzung gegenüber dem Wissen aus anderen Fachdisziplinen, vor allem gegenüber dem der Medizin:
— Pflege wird vielfach als ethisch geleitetes Handwerk definiert, welches vor allem durch überlieferte Muster der Geschicklichkeit in der Praxis und die Verinnerlichung einer sittlichen Haltung gelernt wird. Pflege, definiert als Vielzahl von praktischen Fertigkeiten auf der Basis tradierter Umgangserfahrungen, bedarf weder einer theoretischen Fundierung noch einer erfahrungswissenschaftlichen Überprüfung und Kontrolle des Handelns.
— Die Kenntnisse der Pflege sind durch Erkenntnisse aus anderen Wissensgebieten, vor allem durch die Medizin, beeinflusst. Da eine Systematik bzw. Methodologie des Pflegewissens fehlt, können relevante Wissensbestände aus anderen Bereichen nicht für die Pflege genutzt, in ihre konstitutiven Erkenntnis- und Urteilsstrukturen integriert werden. Vielmehr wird die Systematik der ‹Hilfswissenschaft› Medizin übernommen und führt zu einer Unterordnung des Pflegewissens unter deren Methodologie.»

Entwicklung von Pflegetheorien

Aus dem oben Gesagten wird sichtbar, warum sich – insbesondere im deutschsprachigen Kulturraum – die Entwicklung von Pflegetheorien nur langsam entfalten konnte. Einerseits als nichtwissenschaftlicher Hilfsberuf konzipiert, andererseits strikte der Medizin bzw. dem Arzt unterstellt, war dem Berufsstand vorerst jede eigenständige Beruflichkeit verwehrt. Die Ausführung von weisungsgebundenen Tätigkeiten (tätigkeitsorientierte Pflege) sowie das biomedizinische und biomechanische Krankheitsmodell (krankheitsorientierte Pflege) waren zusammen mit dem – oftmals einseitig glorifizierten – Bild von Florence Nightingale die Grundlage, die die Pflege bis weit in die Neuzeit beeinflussten und bestimmten. Anders im angloamerikanischen Sprachraum, wo seit den 50er Jahren Pflegewissenschaftlerinnen aus Grossbritannien, Kanada und den USA eine unterdessen schon recht beachtliche Zahl von Pflegephilosophien und Pflegemodellen entwickelt haben. Die Verbreitung dieser Theorien im deutschsprachigen Raum wird erschwert durch die Sprachbarriere, denn ausser der Krankenpflegetheorie von Virginia Henderson (1955) und des Pflegemodells von Nancy Roper (1980/1985) sind bis heute keine pflegewissenschaftlichen Theorien vollumfänglich in die deutsche Sprache übersetzt worden.

Gemeinsam ist allen diesen neueren Theorien, dass sie einer ganzheitlichen Betrachtungsweise des Menschen von Gesundheit und Krankheit entgegenkommen. Die Grundannahmen ganzheitlichen Denkens in den Krankenpflegetheorien werden von Hildegard Steppe wie folgt zusammengefasst:

«1. Das naturwissenschaftliche medizinische Modell ist als Rahmen für die Pflege nicht geeignet, weil es

der Komplexität von Pflege nicht gerecht werden kann.
2. Der Mensch ist ein komplexes biopsychosoziales Wesen, das sich im Laufe seines Lebens in einem Spannungsfeld zwischen Abhängigkeit und Autonomie bewegt.
3. Pflege ist ein dieser Komplexität entsprechendes Aufgabenfeld, das sich sowohl mit dem gesunden als auch mit dem kranken Menschen befasst.
4. Professionell Pflegende bilden eine eigenständige Berufsgruppe, deren Tätigkeit therapeutische Relevanz hat und die in Kooperation mit anderen Berufsgruppen die komplexen Aufgaben des Gesundheits- und Sozialwesens erfüllen.
5. Pflegerische Arbeit ist planbar, systematisch und zielorientiert durchführbar und nachweisbar.»

Bei Steppe entnehme ich auch die Übersicht bzw. die Einteilung der Pflegetheorien nach bestimmten Schwerpunkten. Sie spricht – in Anlehnung an Meleis – von drei Hauptrichtungen und unterscheidet:
– Bedürfnismodelle
– Interaktionsmodelle
– Pflegeergebnismodelle.

Bedürfnismodelle
Autorinnen von Bedürfnismodellen sind u.a. Henderson (1955), Abdellah (1960) und Orem (1959).
Die grundlegende Annahme bei diesen drei Modellen ist die Theorie der menschlichen Grundbedürfnisse. Die wissenschaftliche Grundlage ist vor allem die Maslowsche Bedürfnishierarchie. Die Grundbedürfnisse sind Aktivitäten des täglichen Lebens (ATL), die dem Menschen Leben, Wachstum und Erfüllung ermöglichen. Wenn nun einzelne oder mehrere der Grundbedürfnisse/

ATL nicht, nicht mehr oder noch nicht vom Menschen selbst erfüllt werden können, wird Pflege notwendig, unter Umständen professionelle Pflege im Sinne des Unterstützens oder der stellvertretenden Übernahme der betreffenden ATL. Orems Verdienst ist es, dieses Nicht-(mehr-)selber-erfüllen-Können als Pflegedefizit bezeichnet zu haben, dem das Selbstpflegepotential des Patienten (das, was er noch selbst tun kann) gegenüber steht, das es zu beachten und zu fördern gilt. Diese am Gesunden sich orientierende Betrachtungsweise ist hilfreich, um den Menschen nicht auf ein Bündel von Bedürfnissen, Funktionen oder Problemen zu reduzieren, wodurch der Blick auf das Gesunde und damit auf das Ganze, verloren ginge. Ganzheitliche Pflege orientiert sich gleicherweise am Gesunden (Ressourcen, Selbstpflegepotential) wie am Kranken (Probleme, Hilfsbedürftigkeit), ist Antwort auf das Befinden und die Bedürfnisse des Kranken.

Interaktionsmodelle
Die bekanntesten Autorinnen dieser Richtung sind King (1968), Orlando (1962), Wiedenbach (1964) und Peplau (1952).
Während die Bedürfnismodelle, so Steppe, von der Frage ausgehen: «*Was* tun Krankenschwestern und -pfleger?», versuchen diese Pflegewissenschaftlerinnen, die Frage zu beantworten: «*Wie* tun Krankenschwestern und -pfleger das, was sie tun?» Damit stellen sie den Prozesss der Interaktion in den Mittelpunkt: Pflege wird als Interaktionsprozess betrachtet − als ein zwischenmenschlicher Beziehungsprozess zwischen Patient und Pflegeperson. Die menschliche Komponente und die kommunikationsbeeinflussenden Faktoren werden bei diesen Theorien ganz besonders beachtet. Die wissenschaftlichen Grundlagen aus anderen Disziplinen, die diesen Pflegemodellen

zugrunde liegen, stammen hauptsächlich aus den Humanwissenschaften und den Kommunikationstheorien. Der Pflegeprozess nimmt logischerweise eine wichtige Stellung ein: Pflege muss erkannt (Interaktion), geplant (Problemlösung) und überprüft (Evaluation) werden.

Pflegeergebnismodelle
Die Theoretikerinnen dieser Richtung sind Johnson (1958), Levine (1966), Rogers (1970) und Roy (1970). Diese dritte Gruppe fragt nicht nach dem «Was» oder dem «Wie», sondern nach dem «*Warum*». «Das Ziel von Pflege ist hier, die Balance oder Stabilität wiederherzustellen und dem kranken Menschen zur Harmonie mit seiner Umgebung zu verhelfen. Theoretische Grundlagen anderer Disziplinen sind hier vor allem die Systemtheorie sowie Anpassungs- und Entwicklungstheorien» (Steppe). Der Schwerpunkt und das Gemeinsame dieser Modelle liegt in der (Wieder-)Anpassung an die bestmögliche Lebensfähigkeit. Der Weg dazu ist bei den einzelnen Autorinnen jedoch sehr verschieden. So beschreibt z.B. Levine vier Prinzipien, die der Erhaltung bedürfen: die Erhaltung der Energie sowie der strukturellen, der persönlichen und der sozialen Ganzheit. Pflege ist entwickelndes oder unterstützendes Einwirken auf die Eigenregulation. Auch Johnson stellt die Regulationskraft in den Mittelpunkt; Roy spricht von Adaptationsmechanismen und -strategien, die in der Pflege berücksichtigt werden müssen. Und Rogers' Voraussetzungen für die Pflege/Gesundheit sind an drei Prinzipien menschlichen Daseins gebunden: an das Prinzip der Ergänzung, der Resonanz und der Einheit. Sie dienen der Eigendynamik, d.h. der energetischen Regelung der Interaktion von Innenwelt und Aussenwelt bzw. von Mensch und Umwelt, die zusammen ein Ganzes darstellen.

Diese hier angeführten Theorien sind natürlich nicht alle, die wir heute kennen. Nicht erwähnt sind z.B. das Stressmodell von Neumann und das Lebensmodell von Roper. Auch steht die Ausarbeitung und Erprobung von Pflegetheorien erst in ihren Anfängen; eine Weiterentwicklung – zunehmend auch vom deutschsprachigen Raum ausgehend – ist zu erwarten.
Auch das Umsetzen von Theorien in die konkrete Praxis bedarf noch weitgehend der Bewährung. Noch stehen wenige konkret-praktische Erfahrungen zur Verfügung. Die Erkenntnis, dass die Curricula der Krankenpflegeschulen auf einer bestimmten Pflegetheorie aufbauen müssten, nimmt jedoch zu. Ansätze in dieser Richtung werden ausprobiert. Es wird dabei aber nie darum gehen können, dass beispielsweise ein aus Amerika importiertes Modell unbesehen übernommen werden könnte, als vielmehr darum, sich zu informieren, das Vorliegende zu prüfen, um zu unterscheiden, was in der konkreten Situation – im Pflegealltag – hilfreich sein könnte.
Als Grundsatz könnte gelten: *Alles ist brauchbar, was uns hilft, auf dem Wege ganzheitlichen Denkens und Handelns weiterzukommen.* Jedes Modell, das sich nicht am nur medizinischen, tätigkeits- oder krankheitsorientierten Ansatz orientiert, kann dafür herangezogen werden.

Neue Wege des Unterrichtens

Es versteht sich von selbst, dass, analog zur Entwicklung ganzheitlicher Pflegemodelle, auch *ganzheitliche Unterrichtsmodelle* zum Tragen kommen müssen. In Entsprechung zur These 3 gilt auch hier:
– Ich unterrichte und lehre als der Mensch, der ich bin.
– Ganzheitlichkeit kann nur ganzheitlich – also mehrdimensional und vernetzt – vermittelt werden.

Ein solcher Unterricht berücksichtigt beides, sowohl die Erkenntnisse moderner Wissenschaften (Wissen und Ratio) als auch die persönlichen Erfahrungen und individuellen Möglichkeiten (Können und Intuition). Die Betonung ganzheitlichen Unterrichtens liegt dabei nicht in der Wissensvermittlung allein – was im Frontalunterricht und im Faktenlernen möglich wäre –, sondern insbesondere auch im prozesshaften Lehren und Lernen sowie im konzepthaften Umgang mit dem Unterrichtsstoff. Der Zusammenhang ist ebensosehr von Bedeutung wie die innere Erfahrung des Schülers/der Schülerin im Umgang mit einem Themenbereich: der Gebrauch der Vorstellungskraft, der Selbsterfahrung, der eigenen Biographie und der kreativen Gestaltung. Theoretisches und abstraktes Wissen wird mit Experimenten und Erfahrung ergänzt, und dies sowohl im Schulzimmer als auch in der Praxis. Von grosser Bedeutung sind auch die zwischenmenschlichen Beziehungen zwischen Lehrern und Lernenden sowie den Schülern untereinander. Solches Lehren und Lernen braucht natürlich die Integration entsprechender Unterrichtsstrategien; es ist hier nicht der Ort, solche zu entwickeln oder im Detail vorzustellen. Dazu muss auf die entsprechende Fachliteratur verwiesen werden. Als Beispiele erwähne ich

– die Integration der TZI-Methode (Themenzentrierte Interaktion nach Cohn, wie sie z.B. Poletti in «Wege zur ganzheitlichen Krankenpflege» vorstellt);
– die Förderung der Wahrnehmungsaspekte, des Einfühlens und der dialogischen Fähigkeiten durch Elemente der Sozialwissenschaften: Rollenspiele, Projektarbeit usw.;
– die Miteinbeziehung des Körpers – körperbezogenes Unterrichten – durch bewusstes Einbauen von Elementen aus der Körpererfahrung und der Körpertherapie.

Die Liste liesse sich leicht verlängern. Noch wichtiger als all diese Aspekte, die ganzheitliches Lernen fördern können, ist die *Persönlichkeit des Lehrenden* selbst. Die Forschung hat gezeigt, dass Kinder und Erwachsene dort am besten lernen, wo ihnen der Lernstoff spontan, kreativ und grossherzig – Humor ist auch für Lehrende eine der wichtigsten Ressourcen – vermittelt wird; ebenso dort, wo Schüler – junge Frauen und Männer – ermutigt werden, über sich nachzudenken, und wo sie die Themen – weil diese für sie jetzt und hier relevant sind – mitbestimmen und die Erarbeitung mitgestalten können.

Ein Hauptanliegen ganzheitlichen Unterrichtens ist die Erlangung von *Autonomie* – verstanden als Eigenständigkeit im Denken, Urteilen, Reden und Handeln. Bezogen auf die Krankenpflegeausbildung meint dies: die Vermittlung und Stützung von Berufsfreude und Berufsmotivation, das Einüben von Flexibilität im Umgang mit Problemen und Konflikten sowie die Stärkung der Bereitschaft und der Fähigkeit, an der Entwicklung des Berufes mitzuarbeiten, sei es in der Mitwirkung an Forschungsarbeiten oder im Umsetzen von Forschungsergebnissen im konkreten Praxisfeld der Pflege.

Veränderungen in der Pflegepraxis

Manchmal stehen die Praktiker kopfschüttelnd vor den vielen neuen Theorien, über die oftmals so heftig diskutiert wird. Sie verhalten sich, je nach Persönlichkeitsstruktur, offen-gesprächsbereit, skeptisch-abwartend oder heftig-ablehnend. Ob so oder so – auch die Praktiker kommen nicht um die Konfrontation mit den Zeiterscheinungen und -entwicklungen herum.

Im Zuge des Informations- und Kommunikationszeitalters sind Informationen und Erkenntnisse nicht mehr länger das «Geheimwissen» z.b. der Schulen oder so etwas wie ein «Geheimtyp einiger Auserwählten». Darin liegt natürlich auch eine grosse Chance: denn *wo Wissen mit Bewusstsein zusammenstösst, verändert es immer;* vielleicht über lange Zeit unmerklich, bis es sich eines Tages da und dort bemerkbar macht. Wer hinschaut, spürt viele Veränderungen, die sich anzeigen und die mal hier, mal dort, an Terrain gewinnen.
In der Praxis kommt das Umdenken oft in sehr konkreten Schuhen daher, so zum Beispiel im Neuaufleben palliativer Heilmethoden oder in der Wiederentdeckung alternativer Praktiken. Von Bedeutung ist auch der zunehmende Trend zu Interessen- und Arbeitsgruppen (Basisgruppen in der Krankenpflege).

Alternative Praktiken
Zwar hatten die sogenannten angewandten Heilmethoden aus dem Bereich der Natur- oder Erfahrungsmedizin (als Gegensatz zur Schulmedizin) von jeher einen festen Platz in der Krankenpflege, sie gingen aber im Zuge der zunehmenden medizinischen Ausrichtung, der technischen Orientierung und Spezialisierung z.T. verloren oder fristeten, wo noch praktiziert, ein eher kümmerliches Dasein. Das hat sich in den letzten Jahren geändert. Es ist nicht zu übersehen: Parallel zur Diskussion über ganzheitliche Pflege macht sich eine Entwicklungstendenz bemerkbar, die hinweist auf mehr Natürlichkeit, auf mehr Eigeninitiative und Selbstverantwortung bezüglich gesünderer Lebensweise, zur Anwendung von alten, z.T. vergessenen und wiederentdeckten Naturheilmitteln und zu palliativen Heilmethoden.
Das wichtigste Kriterium für den Einsatz alternativer

Praktiken ist die Wiederbesinnung auf den Menschen als Leib-Seele-Geist-Einheit und Ganzheit und darin auf die ihm zur Verfügung stehenden *Gesundheitsressourcen*. Sie basieren grundsätzlich auf einem Leitbild, das den Menschen in den Mittelpunkt stellt und ihn als mehrdimensionales Wesen verstanden haben will.

— Alternative Praktiken richten sich alle direkt an den Menschen: im Gespräch, in der Berührung, im Angerührt-Werden, in seiner Sehnsucht nach Wärme, Nähe und Zuwendung.

— Sie basieren auf einem ganzheitlichen Gesundheitsverständnis und verstehen sich als Hilfe zur Selbsthilfe, als Hinführung zu mehr Verantwortlichkeit (Bewusstseinsbildung) in der Integration von Körper, Seele und Geist. Sie sind eine Ergänzung zur Schulmedizin (nicht deren Ersatz!), weshalb man besser von additiven oder komplementären Praktiken (ergänzenden Massnahmen) sprechen würde.

Grundsätzlich könnte man sagen, dass der Einsatz von alternativen Praktiken in der Krankenpflege zwei Ziele verfolgt:

— Die Gesundheitsförderung und die Bewusstseinsbildung für das Vorhandensein von Gesundheitsressourcen auf allen Ebenen des Menschseins (Innenwelt: kognitive, seelische, religiöse, musische und kreative Kräfte) und seiner Umwelt bzw. des Gesamt seiner Lebenswelt (Umwelt/Natur, Mitwelt/Mitmenschen).

— Die Unterstützung bei Krankheit, Schmerzen und Leiden. Hier stehen alternative Praktiken im Dienst der palliativen Medizin (palliativ = schmerzlindernd, einen heilenden Mantel umlegend). Diese alte Wortbedeutung kann man z.B. hautnah erleben, wenn man einen Wickel angelegt bekommt. Maya Thüler schreibt in der Einleitung ihres Buches: «Wickel sind

etwas Wohltuendes! Nimm Dir Zeit, gönne Dir etwas Ruhe und vielleicht sogar Genuss (...) oder doch wenigstens eine Schmerzlinderung, welche Du oft selbst mit etwas Zeit, einfachen Mitteln und guten Gedanken bewirken kannst. Sei liebevoll mit Dir, und Du wirst sehen (...).»
«Tu deinem Leib Gutes, damit Deine Seele Lust hat, in ihm zu wohnen», diese höchst ganzheitliche Aussage stammt nicht etwa von einer modernen Verkünderin ganzheitlichens Denkens und Handelns, sondern von der Nonne Theresia von Avila. Auch Hildegard von Bingen könnte man zitieren, deren medizinisches Hauptwerk nicht von ungefähr den Titel «Causae et curae» trägt. Sie bringt darin die Ursachen der Erkrankungen (causae) und das den Mitmenschen (oder den eigenen Körper) umsorgende Pflegen (curae) in einen verbindlichen und mehrdimensionalen Zusammenhang. Nicht um therapeutische Korrekturen geht es ihr, sondern um Heilmittel, verstanden als *Heilkräfte* (Regelkräfte, Gesundheitsressourcen), weniger um Rezepte, als um eine geistige Haltung in der Sorge für den krankheitsanfälligen oder krank gewordenen Menschen, der in erster Linie, so sagt sie, einer harmonischen Lebensordnung und gesunder Lebensführung bedarf (womit natürlich auch eine Pflegetheorie definiert ist). Die Werte, die hier angesprochen werden, können, wenn sie wiedererkannt werden, als Grundlage für ein eigenständiges und professionelles Pflegeverständnis und Berufshandeln nutzbar gemacht werden.

Bildung von Basisgruppen
Die Eingebundenheit in ein lineares Ursache-Wirkung-Denken entwickelt eine Tendenz des Anspruchs an andere. Komplexes Denken hingegen begreift die Vielschichtigkeit der Probleme und sieht deshalb, wie sehr das

Zusammenspiel der Kräfte auch mit uns selbst zusammenhängt, womit natürlich auch die Möglichkeit aktiven Eingreifens gegeben ist. Die Systemwissenschaft spricht von negativer oder positiver Rückkoppelung innerhalb eines Regelkreises, womit angesagt ist, dass wir immer – festhaltend oder verändernd – in das Ganze eingreifen:

- Wo wir das Gesundheitsverständnis lösen vom Ursache-Wirkung-Prinzip, entsteht Raum für die Eigentätigkeit und die Selbstverantwortlichkeit. Wege eigenständigen Handelns wurden oben, am Beispiel alternativer Praktiken, beschrieben.

- Wo wir die Pflege vom linearen Denken lösen, entsteht Raum für eigenständige Forschung und ein weites Feld für ein professionelles Berufsverhalten, auch im Umsetzen von neuen Erkenntnissen und ungewohnten Handlungsstrategien in die konkrete Praxis.

- Wo wir den Menschen als Teil eines komplexen Sozialsystems betrachten, gilt auch hier die Wechselwirkung «alle mit allen», und infolgedessen die Möglichkeit der Einwirkung auf das Gesamt des Systems durch jeden Beteiligten. Eine Rückwirkung des einzelnen aufs Ganze findet in jedem Fall statt. Auch hier – wie in jedem vernetzten System (s. These 1, S. 51) – können positive und negative Regelkreise beobachtet werden: Rückkoppelungen (Rückmeldungen) auf das Ganze, die dieses verändern. Im Falle einer negativen Rückwirkung kommt es zur Stabilisierung (Verhärtung) des Systems, bei positiver Wirkung zum Wachstum. Diese Rückwirkungen dürfen aber nicht als einmalig und abgeschlossen betrachtet werden, sondern sind infolge Wirkung und Gegenwirkung Veränderungen ausgesetzt, die stets auch korrigierend wirken.

Es wäre nun ein grosser Irrtum, davon auszugehen, dass diese Regelmechanismen von selbst funktionierten. Was es braucht, ist die Einwirkung, konkret: es braucht Menschen, die tatsächlich auf die Dynamik des Netzwerkes Einfluss nehmen. Deshalb gilt es, im konkreten Praxisfeld Mittel und Wege zu suchen, um sich selber aktiv an den Problemlösungsstrategien zu beteiligen, eben einzuwirken. Eine Möglichkeit dazu bilden die von der Basis her sich entwickelnden Arbeitsgruppen, die es sich zur Aufgabe machen, bei anstehenden Problemen nicht die Lösung «von oben» abzuwarten, sondern selber einzugreifen. Beispiele solcher Gruppen sind

— *Arbeitsgruppen* zur situationsgerechten Umsetzung verkürzter Arbeitszeiten oder zur Veränderung von unbefriedigenden Arbeitsabläufen;
— *Ad-hoc-Gruppen* zur Lösung aktueller Personalprobleme oder Sachaufgaben;
— *Interessengruppen* zur Entwicklung von neuen Strategien oder zur Überprüfung von vorgeschlagenen Arbeitsinstrumenten;
— *Bildungsgruppen* zur Vertiefung bzw. Verarbeitung von Pflegewissen (z.B. auf dem Weg vom biomedizinischen Modell zum humanistischen Modell des Denkens) und
— *Pflegegruppen* schliesslich, die sich ganz gezielt mit neuen Forschungsergebnissen befasssen und diese im konkreten und alltäglichen Handeln erproben und verifizieren.

Zusammenfassung
Ein neues Lehr- und Lernverhalten, das sich auf ein umfassenderes Menschen-, Gesundheits- und Krankheitsverständnis abstützt, ist insofern in sich komplex, weil sich die Vorgaben (Auffassungen, Erkenntnisse) dauernd

verändern. Die Aussage, dass Pflege ein dynamischer Prozess sei, bewahrheitet sich auch in der Erfahrung der Dynamik des Lernens, Neulernens und Umlernens bezüglich der anstehenden Berufsprobleme.

Allerdings: Wenn wir solchen Ansprüchen ausweichen, beeinträchtigen wir sowohl die Lebensfähigkeit des Ganzen (die Pflege der Zukunft) als auch die eigene Lebensqualität. In einem statischen Denken gefangen – im Sinne des Nicht-ändern-Wollens –, können wir uns selbst, und kann sich die Pflege, nicht mehr spontan ändern oder neuen Erkenntnissen anpassen. Wir verlieren die zum Leben in einer sich verändernden Umwelt notwendige Flexibilität. Im Extremfall schalten wir ab oder «auf stur», indem wir auch unter veränderten Verhältnissen unbeirrt den einmal etablierten Denk- und Handlungsschemata folgen.

Es gilt auch hier der Grundsatz: Wer etwas beeinflussen und ändern will, kann dies nur im sinnvollen und zweckgerichteten Umgehen mit dem, was ist (intelligente Problemlösung als die Kunst des Sehens von Zusammenhängen und des Mutes zum Ändern, was zu ändern ist).

Kernsätze zu Lehren und Lernen im Zuge der Veränderungsprozesse:

– Bewusstseinsentwicklung fördert die Bereitschaft, Neues zu lernen und in grösseren Zusammenhängen zu denken, wodurch neue Programme und Modelle sowohl des Lehrens und Lernens als auch des Handelns (Pflegens) enstehen können.
– Die Beeinflussung bestehender Strukturen – die immer komplexe Systeme sind – erfolgt durch neue Regeln

des Verhaltens und des Handelns, die auf einer Änderung gewohnter Denkweise beruhen.
– Die Kenntnis dieser Zusammenhänge und Regelmechanismen ist Voraussetzung für einen sinnvollen und zweckgerichteten Umgang damit.
– Realitätsbewältigung in einer dynamischen Umwelt umfasst Massnahmen der Schulung, der Bildung und der Supervision sowie der Bereitschaft zur Veränderung.

Literatur

Bogemann, E., G. Dielmann, J. Stiegler: Ein Beitrag zu einer Fachdidaktik der Pflege – das Duisburger-Modell. In: Pflege 1, Bd. 1. Verlag Hans Huber, Bern 1988
Führkötten, A., Hildegard von Bingen. Müller, Salzburg 1972
Geisler, G.: Paramedizin – andere Wege des Heilens. Bauer, Freiburg 1982
Juchli, L.: Krankenpflege. Praxis und Theorie der Gesundheitsförderung und Pflege Kranker, 5. Aufl. Thieme, Stuttgart 1987
Juchli, L.: Pflegen – Begleiten – Leben, 2. Aufl. Recom, Basel 1987
Maslow, A. H.: Motivation und Persönlichkeit. Rowohlt, Hamburg 1981
Meleis, A. I.: Theoretical Nursing – Development and Progress. J. B. Lippincott Co, Philadelphia 1984
Poletti, R.: Wege zur ganzheitlichen Krankenpflege. Recom, Basel 1985
Rogers, C. R.: Entwicklung der Persönlichkeit. Klett, Stuttgart 1973
Roper, N., W. W. Logan, A. J. Tierney: Die Elemente der Krankenpflege, 2. Aufl. Recom, Basel 1989
Steppe, H.: Pflegetheorien und ihre Bedeutung für die Praxis. In: Die Schwester/Der Pfleger 4 (1989) 255–262
Thüler, M.: Wohltuende Wickel. Eigenverlag, Worb 1986

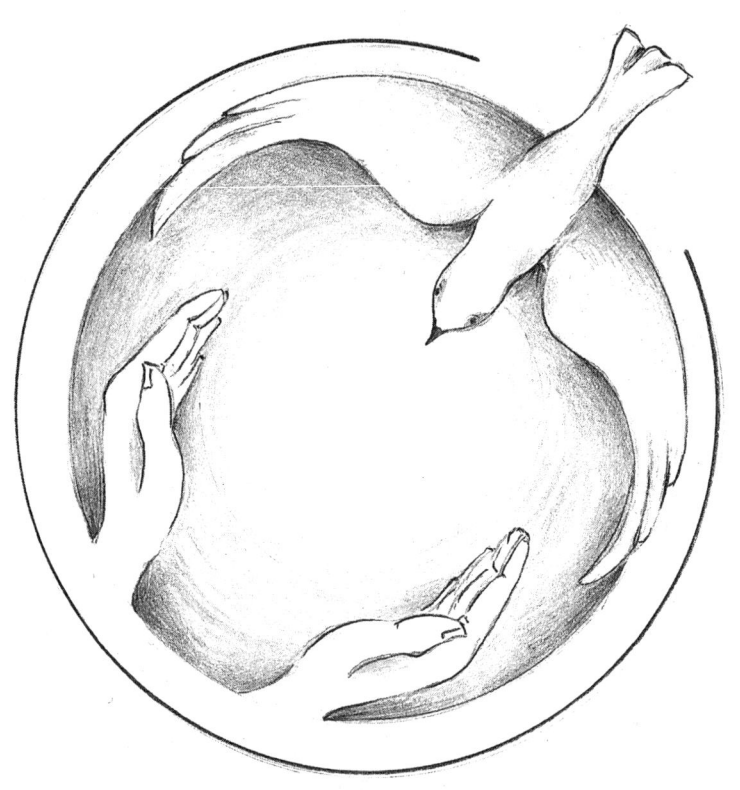

Die Wunschliste

Ein junger Mann hatte einen Traum:
Er betrat einen Laden.
Hinter der Ladentheke
sah er einen Engel.
Hastig fragte er ihn:
«Was verkaufen Sie?»
Der Engel gab ihm freundlich Antwort:
«Alles, was Sie wollen.»
Der junge Mann sagte:
«Dann hätte ich gerne:

– das Ende der Kriege
in aller Welt,
– immer mehr Bereitschaft,
um miteinander zu reden,
– Beseitigung der Elendsviertel
in Lateinamerika,
– Ausbildungsplätze für Jugendliche,
– mehr Zeit der Eltern,
um mit ihren Kindern zu spielen,
– und, und…»

Da fiel ihm der Engel ins Wort
und sagte:
«Entschuldigen Sie, junger Mann,
Sie haben mich falsch verstanden.
Wir verkaufen keine Früchte,
wir verkaufen den Samen.»

Unbekannt

III. Ein Plädoyer für die Hoffnung

«Ich lebe mein Leben in wachsenden Ringen,
die sich über die Dinge ziehn.
Ich werde den letzten vielleicht nicht vollbringen,
aber versuchen will ich ihn.

Ich kreise um Gott, um den uralten Turm,
und ich kreise jahrtausendelang;
und ich weiss noch nicht: bin ich ein Falke, ein Sturm
oder ein grosser Gesang.»
          Rainer Maria Rilke

Alle Schritte sind letztlich Schritte nach vorn, und alle Stufen führen nach oben. Wer dies nicht ausschliesst, braucht auch im Augenblick der Gefahr, der Unsicherheit und der Ungewissheit die Hoffnung nicht zu verlieren, sie wäre das Geschenk einer Kraft, die *in* uns lebt, als eine sehr wichtige Ressource in uns wirkt und die auf Entfaltung wartet.
Diese Hoffnung – im Sinne der Leidenschaft für das Mögliche – gibt mir den Mut, «immer wieder ein Apfelbäumchen zu pflanzen», immer wieder der Pflege eine Chance zu geben – wissend um das, was Rilke beschreibt:
Ich lebe mein Leben in wachsenden Ringen,
die sich über die Dinge ziehn.
Ich werde den letzten vielleicht nicht vollbringen,
aber versuchen will ich ihn.
Damit habe ich gleichsam einen Bogen gespannt, der zurückreicht zum Vorwort bzw. zu der Erfahrung: «Was tut es, wenn ich ‹den letzten nicht vollbringe› – andere werden das Angefangene weiterführen.»
Mein Teil ist das, was jetzt möglich ist – nicht mehr und

nicht weniger. Ich brauche mich nicht zu schinden, aber ich darf mich auch nicht der Resignation überlassen.
Hoffnung ist ein zeitloses, ja ein magisches Wort. Viele von uns haben darauf mit Aufbruch und optimistischen Zielen geantwortet. Viele haben wieder aufgegeben, schauen nostalgisch in die Vergangenheit zurück und träumen von den vermeintlichen Sicherheiten der «guten alten Zeit», andere sind «vom Zug abgesprungen», weil er ihnen zu schnell oder zu langsam fuhr.
Resignation hat vielerorts die Hoffnung abgelöst: sie lähmt, blockiert Kräfte, raubt Lebensqualität und in der Folge auch Arbeits- und Pflegequalität.
Resignation aber ist Verrat am Leben, das in sich dynamisch und lebendig ist. Wir alle wissen aus eigener Erfahrung, wie es ist, wenn wir davon ausgehen, dass «man ja doch nichts ändern kann».
Es ist nicht wahr – niemals –, dass wir nichts ändern können. Jede und jeder kann kleine Zeichen der Hoffnung setzen, indem sie/er, wie ein chinesisches Sprichwort es so treffend sagt, «eine Kerze anzündet, statt über die Dunkelheit zu jammern».
Die grossen Probleme in der Welt – im Gesundheitswesen, im Pflegealltag – können wir als einzelne sicher nicht lösen, auch als kleine Gruppen sie nicht mit einem Schlag verändern. Aber wir können unser eigenes Verhalten überprüfen, die Arbeitsstrategien auf unserer Station unter die Lupe nehmen, die gewohnten Rituale des Handelns durchbrechen: wir können gewisse Dinge anders angehen, gewisse Dinge nicht mehr tun und statt dessen für anderes Zeit haben.
Wir können auch versuchen, Einfluss auf Politiker und Wirtschaftsmanager zu nehmen, damit diese ihren Massstab ändern, z. B. für eine gerechtere Geldverteilung oder für eine Umschichtung der Werte. Die Strukturen des

Gesundheitswesens oder eines Krankenhauses können wir als einzelne gewiss nicht verändern, wohl aber können wir unseren eigenen Arbeits- und Lebensbereich und denjenigen unserer Patienten und Heimbewohner kreativ zu gestalten versuchen.

Wenn es uns gelänge, im überschaubaren kleinen Rahmen etwas in Bewegung zu bringen, müssten dann nicht schliesslich auch grössere Problemfelder davon betroffen werden gemäss der Theorie der positiven Rückkoppelung? Ich denke an zwei Dinge. Erstens: Pflegetheorien und Pflegeforschung sind wichtig, aber wofür wären die Theorien gut, und wem diente die Forschung, wären da nicht die Pflegenden: mutige Schwestern und Pfleger – Frauen und Männer, die in echter Partnerschaft und Solidarität zusammenarbeiten?

Vielleicht sind sie überhaupt die wichtigste Quelle der Hoffnung heute. – «Stell Dir vor, es gibt diese Quellen der Hoffnung und Du findest sie – oder noch besser: Du gehörst selber dazu...»

Neubeginn und Neuorientierung am Ende einer chaotischen Epoche (Pflegenotstand) ist möglich, *wenn* wir es wirklich wollen und wenn *wir* es wirklich wollen.

Nur dürfen wir den Impuls nicht von denen erwarten, die etwas Neues *nicht* wollen, weil sie logischerweise nicht den Ast absägen, auf dem sie sitzen.

Der zweite Aspekt ist folgender: Das bewusste In-Angriff-Nehmen der Probleme durch die Pflegenden selbst ist wichtig und notwendig, doch sollen wir das nicht im Alleingang tun: Die Pflege braucht die Kooperation mit der Medizin und den anderen Gesundheitsberufen. Denn nur gemeinsam können wir dem Auftrag holistischen Denkens und Handelns gerecht werden und darin unseren, d.h. den uns gemässen Teil «zum Heil und zur Heilung» und damit zum Ganzen beitragen.

Mit anderen Worten: Wir können die Grosswetterlage im Gesundheitswesen und in den gesellschaftlichen und politischen Strömungen nur wenig beeinflussen. Was aber wird geschehen, wenn immer mehr Pflegende, die ihr persönliches und professionelles Selbstverständnis ernst nehmen, den Mut und die Phantasie finden, da und dort «eine Wetterstation» einzurichten, damit sie nicht mehr länger nur reagieren müssen, sondern selber agieren (vorbeugen und vorsorgen) können?

Ausschau

Uns ist es in die Hand gegeben,
ob Hoffnung ein Nährboden ist,
auf dem lebendiges Leben
und kreative Pflege wachsen können.
Nicht eine sentimentale Hoffnung meine ich,
nicht eine stimmungmachende,
sondern eine handlungsaktive,
durchgreifende,
mutig-verändernde:
– *Was* kann *ich* tun?
– *Wo* brauche ich Hilfe?
– *Wer* kann mir dabei helfen?
– *Was* müssen wir gemeinsam tun?
– *Wie* soll dieses Miteinander zur Wirkung kommen?

Wo die Beantwortung dieser Fragen – also das *Wissen*, verbunden mit der Fähigkeit zur Entscheidung und Unterscheidung – in Beziehung gebracht wird mit den *kreativen Kräften* – der Intuition, der Idee, dem Einfall –, kann sich etwas Neues anbahnen. Der Weg von der Analyse zur Synthese, von der Diagnose zur Ganzheit wird möglich! Dies aber bedeutet für alle Betroffenen (Ärzte und Pflegende) folgendes:

> Umdenken – Umlernen – Umleben